原発事故と甲状腺がん

医師 長野県松本市長
菅谷 昭

幻冬舎ルネッサンス新書
071

はじめに

私は一九九一年から甲状腺外科の専門医として、チェルノブイリ原発事故による被災者への医療支援活動に足を踏み入れました。事故から五年。放射性物質によって汚染された地域では、小児甲状腺がんが急激に増え始めていました。加えて、劣悪な医療環境や遅れた外科治療法。理不尽な形で幼き運命を翻弄《ほんろう》されている子どもたちの健気《けなげ》な姿を目の当たりにし、私は専門医としてこのような異常な状況を看過《かんか》することができず、一九九六年より信州大学附属病院での職を辞して、高度の汚染を被ったウクライナの隣国・ベラルーシ共和国での長期滞在を決意しました。

その後、五年半にわたり国立甲状腺がんセンター（首都ミンスク市）やゴメリ州立がんセンター（州都ゴメリ市）などで小児甲状腺がんの外科治療をサポートする傍《かたわ》ら、汚染地区における術後小児家庭訪問検診等の医療支援活動を行ないました。

その間、幾度となく接したのは、汚染された土地に生きる人々の行き場のない悲しみや苦悩でした。

放射線災害は、自然災害とはまったく違います。放射線災害は、最悪の場合は住み慣れた土地を追われ、たとえ戻れるようになったとしても、常に放射線被曝に脅《おびや》かされながら生きていかなければなりません。ひとたび事故が起きると、子どもを含めた家族全員のその後の人生を狂わせ、同時に生き方そのものに計り知れない負の影響を及ぼすのです。それを目の当たりに過ごしたこの歳月は、まさに原発で事故が発生したらどうなるかという現実を、否応なく突きつけられる日々でもありました。

そのような経験から、私は、チェルノブイリの悲劇は二度と繰り返してはならないと心から願い、二〇〇一年に帰国してからは、機会のあるごとにわが国の原発政策に関連する提言を発してきました。

しかし、そうした声も政府に届かないまま、二〇一一年三月一一日、東日本大震災が発生し、チェルノブイリと同じ「レベル7」という最悪の事故が、東京電力福島第一原子力発電所で起きてしまいました。

思い浮かんだのは、いまなお汚染大地に生きるベラルーシの人々のことでした。

――甲状腺がんの切除で手術台に横たわり、涙を流しながら声を押し殺し、一生懸命耐えている子どもたち。

――「あのとき外で遊ばせなければ」、「あのとき森のキノコを食べさせなければ」とひたすら後悔し、大罪を犯したかのごとく自分を責め続ける母親たち。

――避難先での生活に馴染めず、経済的にも精神的にも疲弊し、無為の日々を送る人々。

私はベラルーシで体験したあのような悲劇が日本で繰り返されないように、政府に対し、マイナスの情報も含めて国民に次々公開すること、そして、チェルノブイリを先例に最悪の事態を常に想定して、先へ先へと手を打つことを提言してきました。しかし、国や東京電力、経済産業省原子力安全・保安院が繰り出す事故対策はいずれも後手にまわり、原発大国日本の放射線災害への危機管理対応の無策ぶりを、全世界に露呈《ろてい》することになってしまいました。チェルノブイリの教訓が、まったく生かされていないのです。これでは、国主導の原発政策がおごり以外の何物でもないことを、白日の下に晒《さら》したも同然です。

あれから二年、その状況はいまもほとんど変わっていません。

二〇一二年の四月にはウクライナ、一二月にはベラルーシと協定を結び、本格的な調査研究に乗り出したはずでしたが、いまだに報告書は公表されておらず、あまり積極的に取り組んでいるとは言えないようです。加えて、内部被曝の程度や、その推移を検証する尿検査の中止、子どもの甲状腺検査結果に対する福島県立医科大学の医師による誤認識や、情報捏作《ねつさく》の存在を抱かせるがごときの見解等々、ここ最近も、相変わらずの不手際が繰り返されています。

そもそも、政府をはじめとする関係諸機関において、放射線災害がどういうものか、その実態をよく知らない人たちが対応していることがすべてではないでしょうか。

国はいったい、国民の命をどのように考えているのか。これでは国民が政府を信用できなくなるのも無理はありません。国民が自国の政府を信用できないというのは、大変寂しいことです。ですが、もはや政府の指示ばかりを待ってはいられません。これはまさに自分や家族、そしてこの国の将来にかかわる大きな問題です。一人ひとりが〝放射線〟に関する正しい知識を得て、正しい判断のもとに行動を起こしていかなければなりません。

それからもう一つ、皆さんに認識してもらいたいことがあります。それは、「日本は汚染国になってしまった」ということです。日本は唯一の被爆国であり、これまで、原爆による被害を受けたと世界に向け主張してきました。しかし世界はいま、「日本は何を言っているのか、今度はあなた方が、かけがえのない地球を汚したではないか」と非難しているのです。

チェルノブイリ原発事故で北半球全体が汚染されたように、放射線災害は地球を広く汚染してしまいます。日本は今回の事故で、特に海を汚してしまいました。

いま日本は加害者です。私たちはこの現実を真正面から受け入れ、深い反省とともに国民各々が相互に支え合いながら、新たな日本の採るべき進路を模索しつつ生きていかなければなりません。

原発事故から福島は二年、チェルノブイリは二七年です。そう考えると、私たちはチェルノブイリから多くのことを学べるように思います。本書では、私が甲状腺外科の専門医として有する知識と、チェルノブイリ原発事故の被災地で医療支援活動に携わった経験から知り得たことを、可能な限り伝えたいと思います。そしてまた、現職である長野県松本市長という立場から、今後、第二、第三の悲劇を繰り返さないために取り組むべきことについてもお話ししたいと思います。

私は、皆さんの不安をあおろうというのでは決してありません。事実を伝えたいだけです。放射線による健康被害が科学や医学で十分に解明されていない現時点においては、チェルノブイリの現実から学んでいくしかありません。不安な時だからこそ、正しい情報を基に冷静に判断してもらいたい。本書がその一助となれば幸いです。

原発事故と甲状腺がん

目次

編集協力　株式会社ペリカン　佐藤由美
校閲　株式会社ライズ
校正　株式会社東京出版サービスセンター
DTP　株式会社ペリカン　河合孝則

第一章　福島原発事故の被害は、現在進行形である

1　放射性物質は消えていない

蔓延する「難治性悪性反復性健忘症」

福島第一原発事故から二年経った直後に、次のような記事を雑誌で目にしました。

〈震災から一年後、福島県〉郡山市内の小学校では、震災直後から実施されていた「運動会は屋内」「プールは禁止」などの厳戒態勢を、除染を条件に解除しようとしていたが、〈北海道へ自主避難していた郡山市出身の児童二人に甲状腺がんの疑いが出たという〉報道がきっかけで待ったがかかったところもあった〈その後、検査した医師がその発言を否定した〉。

—中略—

報道から1年。郡山市内の小学生は、いまどんな風に過ごしているのか。

「今年の運動会は外の校庭で実施予定です。プールの授業も再開します」

こう話すのは、市内の小学校教諭だ。

—中略—

「震災直後から、除染活動や、外での活動などに気を配ってはきましたが、①昨年の報道で、保護者の不安は強くなりました。本来ならば、去年の夏から再開しようと思っていた運動会もプールの授業も、実施時期をいつにするか、かなりもめました。正直いって、あの報道には振り回されたという印象です。しかし、1年経った今では沈静化してきました」（前出・小学校教諭）

—中略—

「〈外で活動することに不安を感じる保護者も〉もちろん、中にはいらっしゃいます。学校の方針に対して、問い合わせをしてきたり、意見を話される方もいます。ですが、②線量が下がってきたデータなどを根拠に再開を決めました」（前出・小学校教諭）

8歳と7歳の子をもつ郡山市内在住の男性（37歳）はいう。

「雑誌で〝郡山出身の子供から甲状腺がん〟と③報道されたときは、私たちも避難しておけばと悔やんだり、避難しても甲状腺がんは出るんだと絶望したりしました。今でも、もちろん楽観視はできませんが、震災前と変わらないくらい外で遊ばせています」

—以下略—

※〔 〕内の補足および傍線著者

（『週刊ポスト』二〇一三年三月二二日号より）

これを読んで私は、「ああ、また例の病がぶり返したな」と思いました。

診断を決定づける箇所は傍線①と③です。

「難治性悪性反復性健忘症」です。

つまり、どういう症状かといいますと、いっとき「ワーッ」と騒いで、ほとぼりが冷めると「スーッ」と消える。「のど元すぎれば熱さを忘れる」ということわざがありますが、これを地で行くような難病です。しかも、何度もぶり返すだけに特効薬もなく治りにくい。この病名は、そうした日本人特有の症状に対して私が付けたものです。

この病が福島第一原発事故から二年経ったいま、日本中に蔓延《まんえん》し始めていると感じるのは私だけでしょうか。最近、「事故を風化させてはいけない」というフレーズをよく耳にしますが、これは裏を返せば、風化し始めているということです。まるで、放射性物質が消えてなくなったか、どこかへ行ってしまったかのように、安穏《あんのん》とした空気が漂っているように思います。

記事の中にも、放射線量が下がってきたから校庭で運動会を行ない、プールの授業を再開するということが書かれてあります（傍線②）。放射線量が下がったのは、恐らく校庭を除染したからでしょうが、放射性物質は、いまも原発から放出され続けています。除染については後で詳しく触れますが、たとえ校庭の土を取り除いて放射線量が下がったとしても、それは一時的なもので、放射性物質は再び降り注ぐことなどが想定されます。ましてや自然現象にかかわるさまざまな事象はボーダレスです。実際、二〇一三年四月上旬には、約一二〇トンもの汚染水が、福島第一原発内の地下貯水槽から漏れ出していることがわかりました。ストロンチウムも含んだ高濃度の汚染水が、大量に地下水に混入したのです。

いま、福島の方々が前向きに将来のことを考えていることは、さまざまなメディアを通してよく伝わってきます。一日でも早く普通の生活を取り戻し、子どもたちを自然の中で遊ばせてあげたいという気持ちもよくわかります。しかしながら、福島の汚染状況は、恐らく皆さんが認識している以上に深刻で、郡山市もその例外ではありません。説明は次項に送りますが、いまも非常に厳しい状況にあると言わざるを得ません。行政や学校現場においてはこのような状況に対し、より慎重に対応する必要があるのではと憂慮《ゆうりょ》しています。

放射性物質との闘いは終わらない

私は初めてベラルーシを訪れた際に、チェルノブイリ原発の現況視察の目的で、原発より七〇〜八〇メートルの近くまで行きました。一九九一年、事故から五年後のことでした。

その場所は、恐らくかなり高度に汚染されているはずですが、そこに立っていても何かを感じるわけでもありません。思わず「ここは本当に汚染されているのか?」と疑いたくなるほど、周囲の空気や光景に異常は感じられませんでした。でも、ガイガーカウンターを出して空間の放射線量を測ってみると、針が振り切れてアラームが鳴り続けるのです。目に見えるわけでもなく、臭いも味も刺激もありませんが、放射性物質は間違いなく存在する。しかも大量に。どこかへ行ったわけでも消えたわけでもないのです。私はこの時、放射性物質の不気味さと怖さを改めて思い知らされました。もちろん、無防備のままでその場に滞在していた時間、相当量の被曝を受けたことは紛《まぎ》れもない事実でした。

通常、放射性物質はいったん放出されたら消すことはできません。ですから、もしも汚染地で暮らすのであれば、できるだけ

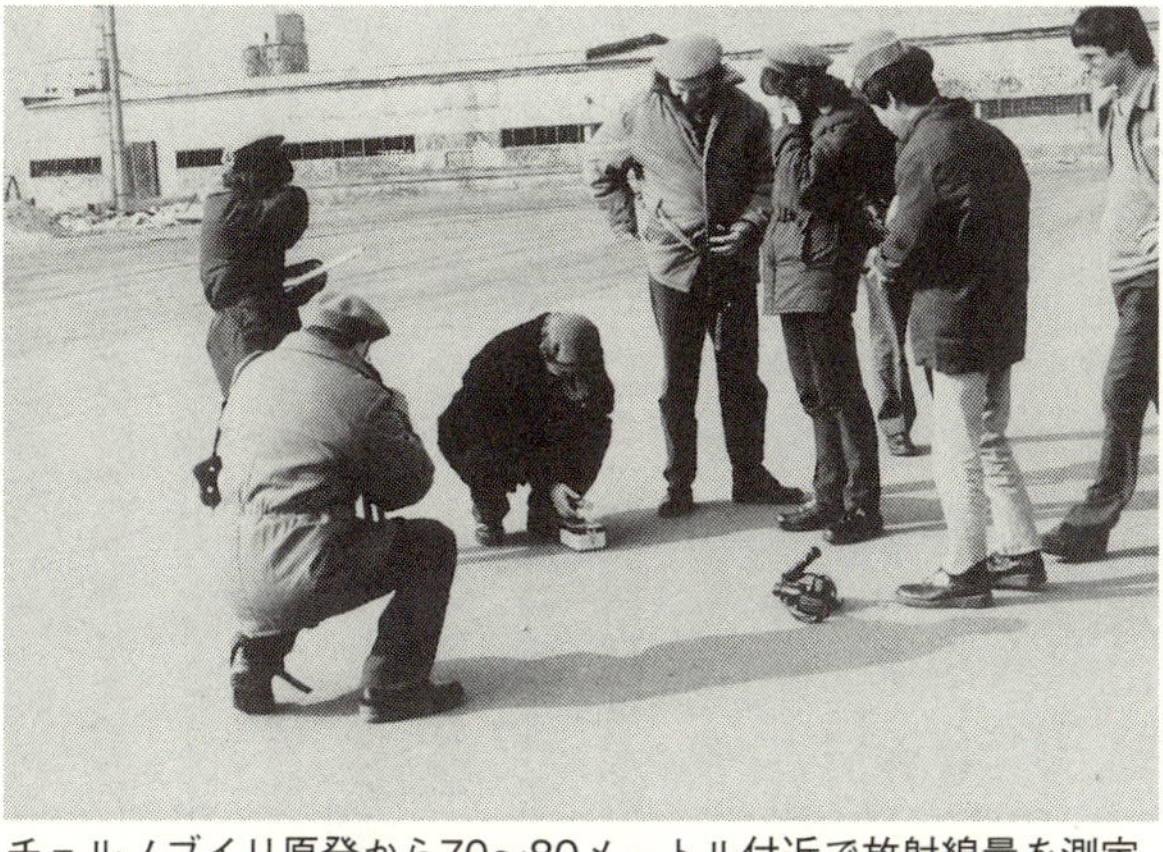

チェルノブイリ原発から70〜80メートル付近で放射線量を測定

被曝しないようにしながら、放射能の自然消滅を待つしかありません。

ただし、その半減期は、ヨウ素131（放射性ヨウ素）は八日と短いですが、セシウム137は三〇年、ストロンチウム90は二九年、プルトニウム239は二万四〇〇〇年。この半減期というのは、放射能が半分になるまでの年数です。ですから、例えばセシウム137なら、三〇年経って、やっと半分に減るわけです。それがまた半分に減るまでには、さらに三〇年かかる。

今回の福島第一原発事故でどんな核種が放出されたのか、またその量は。それらの詳細なデータはいまだに公表されていませんが、いずれにしても、放射性物質との闘いは一生終わらないくらいに考えたほうがよいでしょう。私たちは、いま、そのような深刻な状況に置かれています。

それにもかかわらず、放射性物質は臭いも味もないからでしょうか、次第にその存在や恐ろしさが忘れられてきているようです。

放射線災害は自然災害とは違う

ベラルーシでの医療支援活動を終えて二〇〇一年に帰国してから、私は機会あるごとに、災害には大きく分けると自然災害と放射線災害があり、この二つはまったく違うのだということを申し上げてきました。

自然災害については、被災された方々には誠に気の毒ですが、復旧・復興に向けてみんなで力を合わせれば、たとえ時間がかかろうとも、必ず元に戻る日がやってきます。実際、阪神・淡路大震災では甚大《じんだい》な被害を受けましたが、あれほど大きな地震に見舞われた神戸でも、数年後に明るい街並みが戻ったことは周知の事実です。元に戻りさえすれば、またそこでの暮らしを続けることができるのです。

ところが放射線災害というのは、放射線被曝や土壌汚染など、放射性物質による環境汚染によって、最悪の場合には、それまで生活していた場所で暮らすことが不可能になってしまいます。実際、チェルノブイリ原発事故が起きた周辺三〇キロメートルゾーンは、二七年が経過したいまも、除染が実施されたにもかかわらず汚染の程度がきわめて高く、人が住むことができません。

もちろん汚染の程度によっては、その場所に住み続けることも可能ですが、たとえ軽度であっても汚染されていれば、自分と子どもを含めた家族の将来における放射線障害への不安にさいなまされ、悩み続ける日々となります。その肉体的ならびに精神的ストレスによる影響は計り知れないものがあります。特に子どもたちにとってこのような生涯にわたる精神的負担の重圧は、その先の長い人生を送るうえで、きわめて大きなものとなるでしょう。

また、放射線災害が起こると、地域の産業や経済が疲弊してしまいます。実際、ベラルーシでは農林業や牧畜業が主産業ですが、本当にみんな駄目《だめ》になってしまいました。そして強制退去になれば地域住民はバラバラにされ、そうした期間が長く続くので、物理的にも精神的にもコミュニティや家庭の崩壊が起こります。家庭崩壊ということではチェルノブイリの場合、例えば、お父さんが酒びたりになって、お母さんはちっとも子どもの面倒を見なくなって、先が見えないので離婚してしまう。と、このようなケースがたくさん見られました。

いま福島でも、すでに夫婦間での暴力が激増しているといいます。狭い仮設住宅で先が見えない避難生活が続くなか、夫婦関係が悪化しているというのです。あるいは、お父さんが福島に残って、お母さんと子どもが自主避難して、そのすれ違いの多さから暴力に訴えるというケースもあるようです。これを目の前で見ている子どもたちは、どんな思いでいるのでしょうか。

このように福島の場合も、被災した多くの方々が、コミュニティや家族がバラバラで暮らしています。そして、避難先からは、相変わらず情報を小出しにして事故のことを国民に忘れさせ、風化させたいかのような姿勢でいる政府に対して、「私たちは国から棄《す》てられたんだ。だから、もうどうでもいいよ」とつぶやく若者たちの声が聞こえてきます。また、正しい情報が十分に伝わっていないことで、「汚染や被曝がうつる」などといった、いじめや差別を受けたり、あるいは妊娠中の女性が、近親者から「原発事故の時の子どもはいらない」と言われて人工中絶をしたり、さらには公表されていませんが、被災地で自殺者が増えているとも聞いています。

過日、畜産を営む方が、警戒地域で放し飼いにしている牛に餌《えさ》をやって帰る姿がテレビで映し出されましたが、出荷できない牛のもとへ餓死《がし》させないようにと毎日通うその気持ちはどんなものでしょうか。農業や畜産業に限らず、いまはまだ被災地では仕事が思うようにできない状況ですから、被災者の方々は先が見えず、無気力になっています。

そのため、政府が例えばいま、金銭的な賠償や補償に力を傾け、そういう方々に対していくらかのお金を渡したとして、被災した方がそのお金で仮にパチンコをしていたとしても、それを「けしからん」というのではなく、なぜそうしているのかを理解してあげなければいけないと思うのです。失ったものは仕事だけではありません。住む場所も故郷も突然奪われたのです。家族と離れて生活している人もいます。心に空いた大きな穴を埋めるために、〝パチンコでもやるしかないか〟という気持ちになったとしても、責められることではありません。

被災者に対しては、お金を渡したから、はいおしまい、というのではなく、メンタルな部分のケアも含め、もっとその先を十分手当てすることを考える必要があるのではないでしょうか。ベラルーシと比べてみても、それがいまの日本ではものすごく遅れているように思います。

このままいけば福島でも、被災者の方々が近い将来、健康被害ばかりでなく、コミュニティや家庭のことなど、大変大きな問題を抱えることになる可能性があるのは否定できません。そういうことを政府が早くキャッチして、いろいろな対策を講じてほしいと思っています。

放射線災害が子どもたちとその家族の人生を大きく狂わせ、同時に生き方そのものに計り知れない負の影響を及ぼす姿を、私はベラルーシで五年半の間、嫌というほど見てきました。

2　福島のセシウム137による汚染状況について

チェルノブイリ基準との比較

まずは、チェルノブイリ原発事故から一〇年後のベラルーシの、セシウム137による土壌の汚染状況を見てみましょう（図1＝29ページ）。

この汚染地図では、線量によって四つの汚染レベルに分類されています。そしてさらに、最高レベルのエリアが「居住禁止区域」、二番目のレベルのエリアが「厳戒管理区域」、三番目と四番目のレベルを併せたエリアが「汚染地域」となっています。

こうした区分け方法は、チェルノブイリ原発事故が起きてからつくられたため、「チェルノブイリ基準」と呼ばれ、いまもグローバルスタンダードで使われています。

原発から三〇キロメートルゾーンの中は、ほとんどが一平方メートル当たり一四八〇キロベクレル以上で「居住禁止区域」です。その周囲を囲むように、五五五キロベクレル以上一四八〇キロベクレル未満の「厳戒管理区域」があり、さらにその外側に、三七キロベクレル以上五五五キロベクレル未満の「汚染地域」が広がっています。また、原発から離れたところがポイント的に高度に汚染されていたり、そのような汚染地が点々としていたりするのは、放射性物質が風に乗って運ばれる途中、雨や雪に混じって、局所的に地面に落下したからです。このようなエリアを「ホットスポット」と呼んでいます。

ちなみにベクレルというのは、放射能の強さを示す単位です。

次に、福島県の汚染地図（図2＝31ページ）を見てみましょう。同じセシウム

図1　ベラルーシの事故後10年目のセシウム137土壌汚染地図

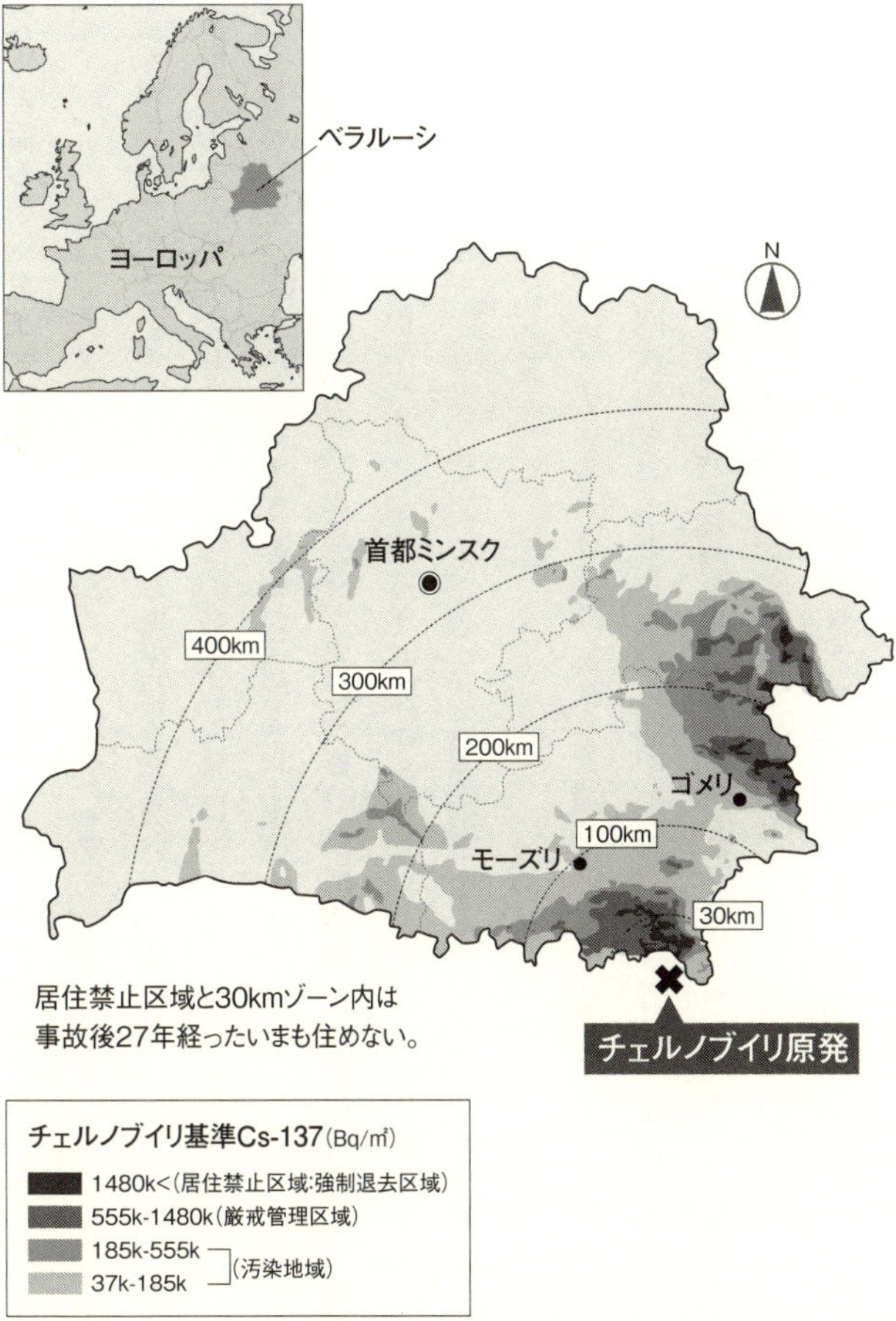
ベラルーシ
ヨーロッパ
N
首都ミンスク
400km
300km
200km
100km
30km
ゴメリ
モーズリ
居住禁止区域と30kmゾーン内は
事故後27年経ったいまも住めない。
チェルノブイリ原発
チェルノブイリ基準Cs-137(Bq/m²)
1480k<(居住禁止区域:強制退去区域)
555k-1480k(厳戒管理区域)
185k-555k
37k-185k
(汚染地域)

出典:菅谷昭『これから100年放射能と付き合うために』(亜紀書房)掲載の図を参考に作成。

137による汚染状況が示されています。これは、文部科学省が米国のエネルギー省と共同で一五〇〜七〇〇メートル上空からモニタリングした結果で、二〇一一年八月に公表されたものです。チェルノブイリ基準は採用されていません。

地表面へのセシウム137の沈着量の最大レベルは一平方メートル当たり三〇〇〇キロベクレル以上。チェルノブイリ基準の二倍を超えています。

日本政府は事故当初、「今回の福島第一原発事故で放出された放射性物質は、チェルノブイリ原発事故の放出量の一割程度であるから、たいしたことはない」と言っていましたが、この状況から推測すると、必ずしも楽観できる状況ではなく、汚染度が高いことがわかります。

そこでこの汚染地図に、チェルノブイリ基準を当てはめてみます。

「居住禁止区域」は一四八〇キロベクレル以上ですから、約一五〇〇キロベクレルとすると、福島県の汚染地図では、おおよそ最高レベルと二番目のレベルのエリアが相当します。そして「厳戒管理区域」は五五五〜一四八〇キロベクレルなので三番目のレベルのエリア、「汚染地域」は三七〜五五五キロベクレルですので、だいたい

図2 福島県内の地表面へのセシウム137の沈着量

（文部科学省による福島県西部の航空機モニタリングの測定結果）

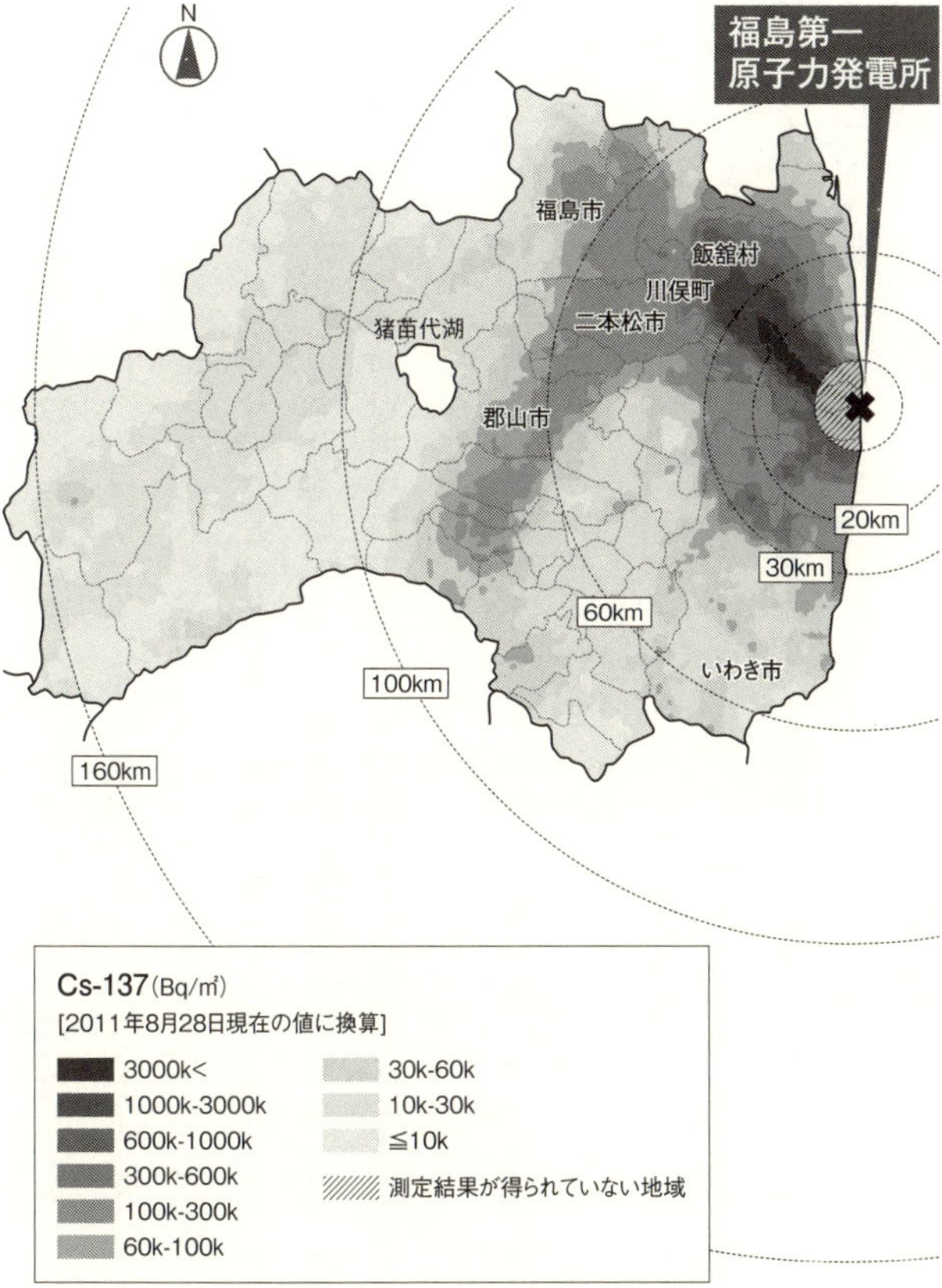

出所:文部科学省発表（2011年8月）の汚染地図を参考に作成。

六〇〇キロベクレル以下三〇キロベクレルまでのエリアということになります。

チェルノブイリ基準で「居住禁止区域」は、年間被曝線量が五ミリシーベルト以上に相当し、一般人の被曝限度とされる一ミリシーベルトを大きく上回るため、文字通り人が住んではいけない地域です。また「厳戒管理区域」も一ミリシーベルトを超えるため、住まないほうがいいとされています。この二つの区域を福島県の汚染地図で見ると、福島第一原発から飯舘村の中ほどまで、北西に細長く延びているのがわかります。

一方、「汚染地域」は年間被曝線量が一ミリシーベルト以下なので、居住することが許されます。私もベラルーシ滞在中は、三七〜一八五キロベクレルという軽度の汚染地であるゴメリ市とモーズリ市に、計二年間ほど住んでいました。

しかしながらこのエリアでは、私が住み始めた一四年前（事故後一三年）にはすでに、小児甲状腺がんをはじめとする、さまざまな健康被害が出ていました。そして、その状況は事故から二七年経ったいまも現在進行形です。実際にどんなことが起こっているかは第三章でお伝えしますが、できることならば、この地域に子どもと妊産婦が住むことは慎重に考える必要があると思います。福島県の汚染地図では、福島市、二本松市、郡山市、いわき市などといった大きな都市の広範な部分が、この「汚染地域」に含まれています。そして、いまも子どもと妊産婦がここで暮らしているのです。

汚染された地域に子どもや妊産婦を住まわせることは、極論すれば国の罪とも言えるのではないでしょうか。私はチェルノブイリ事故の被災地を見てきた医師として、早い段階で、限られた期間でもいいですから、避難させる施策を国策として進める必要があると考えています。その際には、地域コミュニティを壊《こわ》すことのないように、基礎自治体、ならびに地域ぐるみで移住できる方法を真剣に検討すべきでしょう。とりわけ次代を担う子どもと妊産婦は、国を挙げて守らなければいけません。

ベラルーシ国民と日本国民の違い

放射線は、それをいま浴びているという実感がまったくありませんから、とかく「難治性悪性反復性健忘症」に罹患《りかん》しやすい日本人は、「大丈夫」と言われれば、最初のうちは疑って警戒していても、次第に危機感が遠のいていくようです。でも、ベラルーシの人々は違います。

私が初めてベラルーシを訪れたのが一九九一年で、その際にチェルノブイリ原発付近で放射線量を測ったことは前にも書きましたが、実は同じ時に、ゴメリ市内の駅近くのホテルの前でも放射線量を測りました。

町なかでガイガーカウンターを出して放射線量を測っていると、現地の人々が続々と集まってきました。そして、「線量はどのくらいあるのか」、「プラウダ（真実）を教えてくれ」と、口々に尋《たず》ねてくるのです。中央政府の発表は信用できないから、外国の専門家からの情報が欲しいと言う。さらに、私が日本からやってきた甲状腺外科の専門医だとわかると、子ども連れの大人たちから、「異常がないか診てくれ」とも言われました。

当時はまだソ連邦は崩壊しておらず、チェルノブイリ原発が位置するウクライナも、高度に汚染されたベラルーシも、ソ連共産党の支配下にありました。中央政府にとって不都合な情報は徹底して隠蔽《いんぺい》されていましたから、そうでもしないことには正しい情報を得る手立てがなかったのです。

必要とする情報が政府から伝わってこない――。そんな状況下に置かれて彼らは、自分と家族の命を守るために、貪欲《どんよく》なまでに真実を知ろうとしていました。軽度の汚染地で、しかも事故から五年経ってもです。

一方で、日本人はどうでしょうか。国家体制は異なりますが、必要とする情報が伝えられず、政府を信用できないという状況は同じです。でも、事故からたったの二年で、もう安穏とした空気が漂い始めている。

先に掲載した福島県の汚染地図（図2＝31ページ）では、高度の汚染地域は福島第一原発から北西に伸びていますが、それは実は事故直後に風向きが変わったせいで、始めは南西に向けて吹いていました。二〇キロメートル圏内に、原発からいわき市に向かって六〇〇〜一〇〇〇キロベクレルの汚染地が広がっているのはそのためです。そして、放射性物質はその流れで関東エリアを広く汚染し、東京にも到達しました。葛飾区で高い放射線量が計測されたことは、皆さんの記憶にも残っていることと思います。

その後、政府から新たな汚染地図は公表されていませんが、放出量は不明ながらも、放射性物質は現在も毎日原発から大気中に出ています。そしていまや、比較的安全だと言われる中部地方や九州、沖縄でも、放射性物質が検出されたという報告があるのです。汚染は福島県だけでなく、日本全土に広がっています。これはまさしく国家の一大事です。起きたことをすぐに忘却して平常心を取り戻してしまうような健忘症的な態度ではいけません。これについては、声を大にして言いたいと思います。

3　除染とガレキの処理

事故から二七年経っても住めないという現実

現在、国はすべての汚染区域に住民を帰還させるべく、巨額な費用を投じて除染作業を進めています。除染は必要なことですし、政府としてこのような対策をとるのは理解できます。しかし、どんな場所でも除染すればまたすぐに住めるようになると考えることについては慎重になるべきです。

チェルノブイリ被災地でも、除染は広範囲にわたって行なわれました。三〇キロメートル圏内では表土を二〇センチすくって除染しました。日本政府は五～一〇センチ取り去れば除染効果があるとしていますが、その倍、あるいは倍以上を取り除いたわけです。しかし、それだけ地面を削ったにもかかわらず、いまもってこの圏内には人が住むことができないのです。

二〇一二年七月下旬、私は再びベラルーシを訪問し、事故から二六年経った現地の様子を視察しました。

除染について聞いてみたところ、「われわれも事故当初、除染は相当やったし、金もかけたが……」と、「結果的には無理」と言わんばかりの言葉が返ってきました。

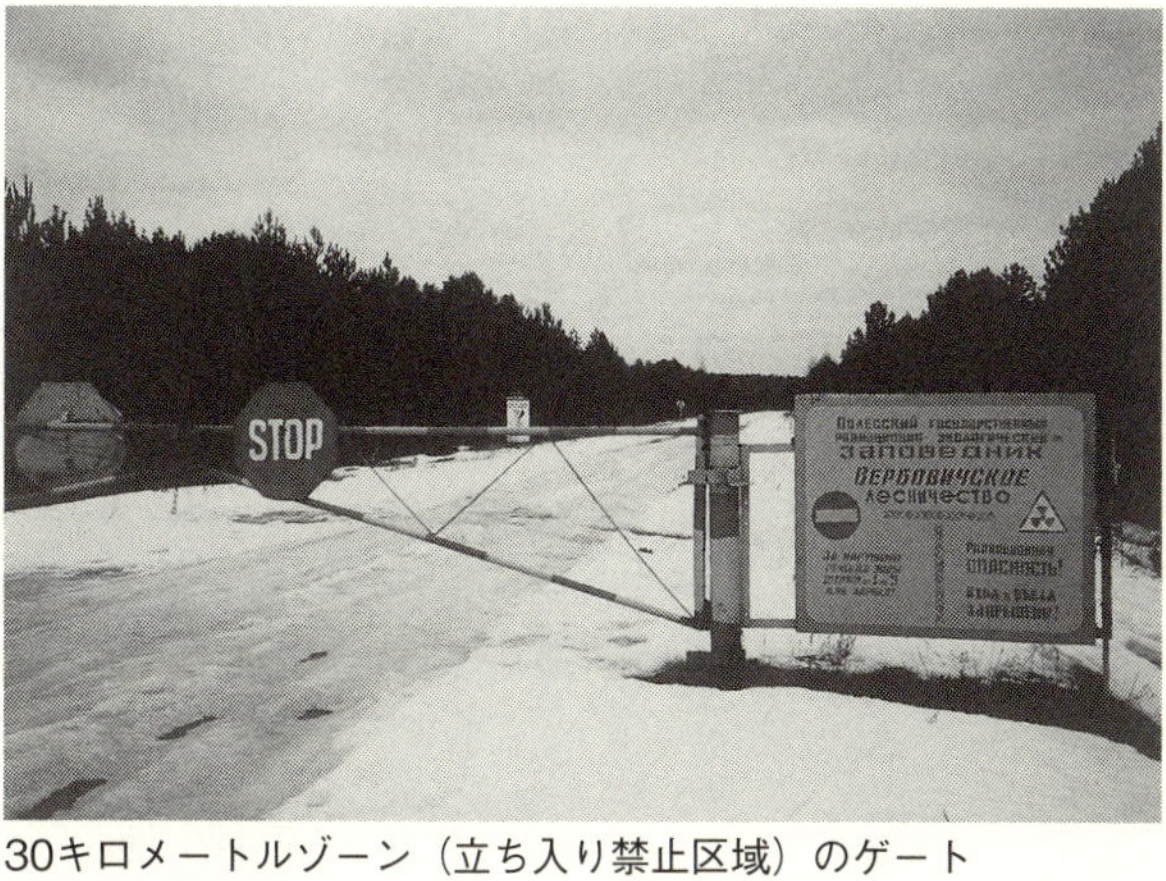

30キロメートルゾーン（立ち入り禁止区域）のゲート

いくら平地を除染しても、森林地帯の木の枝や葉っぱに付着した放射性物質が飛来するので放射線量が戻り、イタチごっこに陥《おちい》ってしまったようです。どれだけ地面を掘り返しても、時間の経過とともに放射線量は元に戻るとのことでした。そのため現在、除染はやっていないとのこと。そこで日本の除染計画について紹介したら、「そのような高汚染地区でなぜ除染をやるのか」という口振りでした。

チェルノブイリ被災地の多くは農村や森林地帯です。森林を完全に除染しようとすれば、すべての木を切り倒し、切り株や根っこを掘り返さなければなりません。そしてさらに、ドイツのミュンヘン大学のフーベルト・ヴァイガー教授によれば、土壌の除染は、表土を二〇センチ除去しても不十分で、五〇センチ取り除かなくては効果がないと言います。そんなに表土を削れば肥沃《ひよく》度が落ちてしまい、農作物は育たなくなる。たとえ人が住めるようになったとしても、国の基幹産業である農業を復活させることができないのです。

森林を先ほどのような方法で完全に除染するなど、どう考えても現実的ではないし、平地だけを中途半端に除染しても、お金がかかる割に効果がきわめて低い。特に高度の汚染地の場合は、除染してもすぐ元に戻ってしまう――。そもそも、放射性物質は化学的に中和することなどできませんから、どんなに除染しても消えないのです。だから結局、自然に放射能が減衰《げんすい》するのを数十年以上かけて待つしかない。

これが、放射線災害の現実なのです。

除染に過度な期待は禁物

福島県も土地の七割が山林ですから、本格的に除染を行なうとしたら、木を全部切って、なおかつ根っこを抜いて、その周りの土を岩肌《いわはだ》が見えるまで全部はがして……。でも、こんなことは物理的に不可能です。実際、山林地帯についてはいまのところ、手つかずの状態になっています。

日本政府は、チェルノブイリで事故が起きた時よりも除染方法が進化していると言っていますが、果たしてそのような方法で効果的にきちんと除染できるかどうか、残念ながら証明する手立ては何もありません。それに山林は手つかずでも、現在、川べりや草むらなどの除染は始まっており、そこでは結局手作業で進められています。

そんななか、二〇一三年一月、除染を請け負っていた作業員らが、取り除いた土や枝葉、洗浄に使った水の一部を、回収せずに現場周辺の川などに捨てていたという不《ふ》祥事《しょうじ》が明るみになりました。それを行なった作業員たちは取材に対して、班長から指示されて、「いいのかな」、「まずいんじゃないか」と思いはしたが、クビになるのが怖くてやったと話していました。工期が迫り、きちんと回収していたのでは間に合わない、というのが、そもそもこのような指示が出された原因とのことでしたが、作業員たちや監督者らの認識が甘いですね、放射性物質に対しての。あるいは逆に、除染の限界をよく知っていて、「こんなことをやっても意味がない」という気持ちで作業に当たっていたとも考えられます。

こうした状況を、政府はどのように捉えているのでしょうか。なお、環境省は当人たちから証言を得ているにもかかわらず、このようなことがあったという事実をきちんと認めていません。しかし認めようが認めまいが、このニュースは海外にも報じられたため、日本の原発事故処理に対する国際社会での信用が失墜《しっつい》してしまいました。

次に校庭の除染について少し触れておきたいと思います。文部科学省の通達により校庭の表土を除去した結果、放射線量が下がったというデータが少なからず公表されているようですが、土壌の汚染の程度や、どんな放射性物質が放出されたのか、またその放出量等々を含め、国において広範かつ詳細な調査が十分なされていない現段階では、どこまで大丈夫なのかはよくわからないというのが正直なところです。したがって、地方自治体を含めて行政は、今後も継続的に土壌汚染調査を実施し、迅速《じんそく》かつ正直に公表していくことが必要でしょう。

校庭表土の除去による除染は、汚染の程度を軽減化することにおいて実施しないよりは意味があるかもしれませんが、例えば通学路をはじめ、地域の運動広場、遊園地・公園、さらには空き地や田畑、山林等々、いたるところが汚染されているので、先ほどのベラルーシのように、除染しても除染しても、イタチごっこが繰り返されることになります。ですから、現場の学校関係者は特に、放射線量が下がったといっても、それはあくまで一過性の数値であると考え、長期にわたるきわめて重い課題と認識して、それなりの覚悟をもって対応してもらいたいと思います。

放射線災害においては、常に最悪の事態を予測して、慎重に対処していかなければなりません。いくら注意してもしすぎるということはないのです。それでももし何事も起こらなければ、「ああ、よかった」と喜べばいいのです。除染を行なう究極の目的は、子どもを外で遊ばせることではなく、子どもの命を守ることにあるのだということを忘れないでください。楽観的な判断で行動したせいで、後で取り返しのつかないことになったら、それこそ大問題です。

それから、地面が土ではなくてアスファルトの場合も、ここを除染したからもう大丈夫、ということではありません。例えば道路を除染するために高圧の水で洗えば、一時的にそこの線量は低くなりますが、放射性物質は道路の脇によけられているだけです。これが乾燥して風が吹くと、また砂ぼこりに混じって路面に戻ってしまいます。

除染は一回行なったらいいというものではなく、根気よく続けていかなければならないのです。そして、局所的に行なったところでそれはあまり意味はないのであって、抜本的かつ広域的に、徹底した対策を講じなければ真の除染にはつながりません。しかし、これも汚染範囲が広すぎれば物理的に不可能です。

放射線災害による除染対策とはそれほど厄介《やっかい》であり、簡単にいかないものだということを頭に入れておくべきでしょう。それだけに、過度な期待をしてはいけないと思います。

政府は今後も除染を推進していく方針ですが、すべての被災地を安全レベルまで除染するためには、試算は難しいですが恐らく数十～数百兆円はかかるのではないでしょうか。それでも期待されるような効果が得られればよいのですが、結論がもし、「やったけども、やっぱり駄目だった」ということになったらどうするのか。

先例として、高度に汚染された土地は除染の効果が上がらず、二七年経っても住めないという事実がベラルーシに厳然と横たわっているのです。ですから、それだけ膨大なお金を使うのなら、被曝回避対策として、もっと別の方法があるのではないかと私は政府にずっと申し上げているのですが、これについては、第四章で改めて触れることにします。

汚染列島にしないために

さて、汚染された表土を削ったとして、その削った土をどこに持って行くのでしょうか？

　この問題についても、ベラルーシを再訪した際に聞いてみました。そうしたところ非常事態省の役人は、「チェルノブイリの場合、汚染土やガレキは、全部三〇キロメートルゾーン内に運び処理しました」と答えました。ベラルーシでは実際、三〇キロメートルゾーン内に汚染物の処分場がつくられています。つまり、汚染されたものを広めてはいけないという考え方です。ところが日本の場合は、「これくらいなら大丈夫だから」とあちらこちらへ分散と集合を図っています。

　そうした日本の状況を彼に話すと、「残念だとは思うが、汚染土壌などは高度汚染地区で一括処分したほうがいい」とコメントしながら、日本がなぜ汚染土の行き場で悩むのか理解できないといった様子でした。私も残念ですが彼と同じ考え方です。いまのやり方を続けていたのでは、結局日本をもっと重篤《じゅうとく》な汚染列島にしてしまいかねません。汚染された土壌やガレキはきわめて残念ではありますが、確たる除染効果が望めないと思われる二〇キロメートルゾーンの中や原発の付近に集積していかないと難しいだろうと思います。

そのためにも、またこれも大変厳しく難しいことですが、「本当にお気の毒だけど、ここに戻って住むのは難しいですよ」ということを、政府は住民に伝える必要があると思います。にもかかわらず、国をはじめ避難した市や町や村の首長たちの中には、住民に早く戻ってきてもらいたいために、「除染すればまた戻れる」というようなことを言っているのです。その心情は私にも痛いほどわかります。しかし、こんなふうに言ってしまうと、住民たちは生活設計が立てられません。

図3（47ページ）は、二〇一三年三月七日現在の「避難指示区域と警戒区域の概念図」の上に、復興庁が同年二月から三月にかけて発表した飯舘村、浪江町、双葉町、大熊町、富岡町、楢葉町、田村市の住民に対する意向調査の中の帰還意思に関する回答結果を、円グラフ化して載せたものです。

これを見ると予想通り、どのグラフも、「戻りたい」、「戻らない」というそれぞれの回答に負けないくらい、「判断がつかない」という人が多くなっています。

私も市長という立場にありますので、国や自治体にとって、マイナスの事実を住民に伝えるのが、どんなにつらいことかはよくわかります。ですが、正しい情報を出してあげないと、住民の方々にはかえってお気の毒です。私は講演では、いまここで記述したような、福島県の汚染状況や除染の限界についてお話しさせてもらった後に、「高濃度に汚染されたところは、本当に申し訳ないけど居住は難しいですよ。政府は除染、除染と言っていますけども、大変難しい問題ですよ」と、申し上げています。そしたら、ある時こんなことがありました。

講演が終わった後に浪江町出身の方が来て、「先生、ありがとう!」と言うのです。私は何がありがとうなのか、さっぱり見当がつかず、むしろ悪いことを言ってしまったかなと案じていると、「あなたがあのように言ってくれたので、私はこれで決心がついた」と。そして、その人の言葉でそのまま書くと、「国は除染をやると言って、私たちをもてあそんでいる」とこぼしたのです。

「除染をするから戻れるのかと思っていた。でも、今日の汚染地図を見せてもらってチェルノブイリと対比してみると、とても無理だとわかって決心がつきました」

また、こんな声もよく聞きます。

「こういうことを政府が、もっとはっきり言ってほしい」

図3　あなたは避難指示が解除されたら戻りますか?

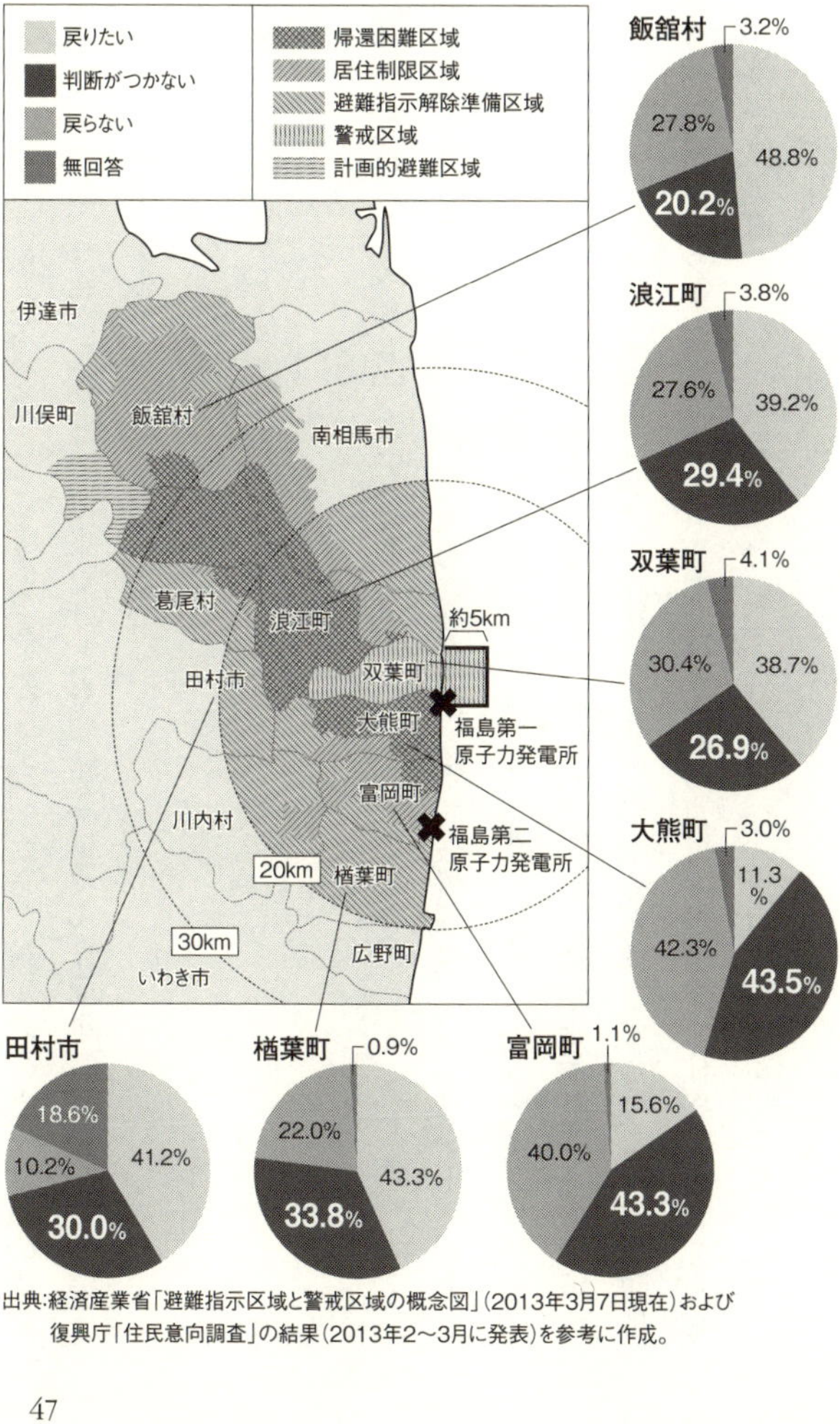

出典:経済産業省「避難指示区域と警戒区域の概念図」(2013年3月7日現在)および
復興庁「住民意向調査」の結果(2013年2～3月に発表)を参考に作成。

つまり、政府が伝えるべきことをきちんと伝えないから、被災者の方々は私の講演を聞いてやっと、「延ばし延ばしで来たけども、結論はそんな簡単にいかないということがよくわかりました」となるのです。

4　放射線が人体に与える影響

「年間二〇ミリシーベルト」という値

避難指示を解除するかどうかを決める基準が、年間被曝線量二〇ミリシーベルトという値です。除染の最終的な目標値は一ミリシーベルト以下としていますが、この二〇ミリシーベルトを下回りそうだとなった時に、そこを「避難指示解除準備区域」とし、インフラ整備など帰還に向けた具体的な準備が始められます。つまり、年間被曝線量が二〇ミリシーベルトよりも少なくなった時点で、ひとまず住民に戻ってもらい、生活を立て直しつつ、時間をかけて一ミリシーベルト以下になるまで除染していこうという方針です。

人が住めるかどうかを判断する被曝量の目安を年間二〇ミリシーベルトとしたことについて、環境省の除染情報サイトでは、次のように説明しています。

年間20ミリシーベルトはどういう値？

年間20ミリシーベルトの被ばくによる健康リスクは、他の発がん要因によるリスクと比べても十分に低い水準です。

生活圏を中心とした除染や食品の安全管理等の放射線防護措置を継続して実施することで、十分にリスクを回避できる水準と評価できます。

出典：低線量被ばくのリスク管理に関するワーキンググループ報告書 平成23年12月

ＩＣＲＰ（国際放射線防護委員会）において、一般人の年間許容被曝線量は、外部被曝と内部被曝を合わせて一ミリシーベルト以下と決められています。二〇ミリシーベルトというのは、放射線災害が発生した直後など、非常時にある時の許容量です。「非常時」という限られた時なら浴びても仕方がないとされる数値を、普段、生活しながら日常的に浴びても大丈夫という数値に採用するのは無理がありますし、大変危険なことです。しかも政府の言う二〇ミリシーベルトは、土壌や空気中などの放射線量を測定し、体の外から浴びる外部被曝の線量だけを想定したものです。放射性物質を体内に取り込むことによって起こる内部被曝は、考慮されていないのです。

ここで再び、国際的な指標とされるチェルノブイリ基準を思い出してみましょう。チェルノブイリ基準では、年間被曝線量が一ミリシーベルトを超えるところには住まないほうがいいとされています（32ページ参照）。その最低ラインは五五五～一四八〇キロベクレルの「厳戒管理区域」ですが、実際ベラルーシでは、立ち入り禁止区域となっている三〇キロメートルゾーン内にも、このレベルの汚染エリアが存在するのです（図1＝29ページ）。

こうした現実を認識しないまま、避難した人たちを数年で帰還させるような指示をわが国の政府は出しています。このことは、福島の汚染状況がいかに深刻であるかがわかっていないからに他なりません。

国として領土の一部の機能を失いたくないという気持ちはわかります。また、住み慣れた土地に戻りたいという住民たちの気持ちもわかります。そして、だからこそ、そのために除染する必要があるのだということもわかります。しかし、国の一番の責務は国民の命を守ることです。このことを改めて認識したうえで、国民から集めた多額の税金の使い方を考え直し、移住させるなり補償するなり、現実的かつ説得性のある政策を立ててもらえないかと強く望むところです。

正直なところ、私は、「除染して年間被曝線量が二〇ミリシーベルトよりも下がったから戻れます」と言われて本当に帰還できるかといったら、お年寄りは戻れても、子どもや妊産婦は戻れないと思います。放射線の感受性は、細胞の増殖が活発なほど高いので、細胞分裂が盛んな胎児や乳幼児ほど、放射線の影響を受けやすいのです。これは、放射線安全医学の面からも明らかになっている事実です。

年間二〇ミリシーベルトというのは、大人でさえ日常生活を送るのは危険な値です。ましてや、大人よりも感受性が三、四倍高いといわれる子どもが住んだらどうでしょう。将来のことを考えるならば、本当にお気の毒ですが、子どもや妊産婦はやはり当面は帰らないほうがよいのではないでしょうか。

解明が急がれる内部被曝

被曝による人体への影響は、いまも科学的に十分解明されていないことが多くあります。通常、大量の放射線を全身に一気に浴びる高線量被曝では、早発性障害として、例えば皮膚がただれたり、潰瘍《かいよう》ができたりしてその影響が目に見えます。一方、放射線を体の内外から少量ずつ長期間にわたって浴び続ける低線量被曝では、なかなか症状が現れません。ＩＣＲＰは、年間一〇〇ミリシーベルト以下の被曝を低線量被曝と定めて解明を急いでいますが、症状が現れるまでに数年から数十年かかるため、被曝との因果関係を調査しにくいのです。それでも、外部被曝については徐々に研究が進み、被曝した線量と健康への影響が比例関係にあることなどがわかってきました。しかし、内部被曝についてはよくわからないままです。そしてこのことが、被曝の安全性の問題を複雑にしています。

加えて厄介なのが、内部被曝によって起こる病気や症状のほとんどが、明らかに外部から被曝していない人にも発症するものだということです。それでいて、原因が被曝によるものだと特定する検査方法が確立されていませんから、病院へ行ってもよほどのことがない限り、それが被曝によるものだと確定診断されることはありません。私自身、ベラルーシから帰国した三年後、長野県松本市長に就任した直後に胃がんの手術を受けましたが、それが放射線被曝の影響によるものかどうかはわかりません。証明することができないのです。

ところで、内部被曝の健康被害は、取り込んだ放射性物質の量が少なくても生じるものと推測されます。なぜならベラルーシでは、年間被曝線量が一ミリシーベルト以下の軽度の汚染地域でも、大人や子どもに何らかの健康被害が発生したと報告されているからです。そして、そのような状況が二七年経った現在も進行形で、終わりが見えない状況にあります。

もちろん現時点では、そうした健康被害が内部被曝によるものだということは科学的には証明されていません。でも、現実として苦しんでいる人々がたくさんいるのです。疫学《えきがく》的な観点で見れば、内部被曝による影響の可能性を否定できないのではないかと私は考えています。

なお、福島第一原発事故から少し経って、「一〇〇ミリシーベルト以下の被曝なら、発がんを含め健康に影響を及ぼす可能性は低い」と発言した研究者がいましたが、これは先のＩＣＲＰが定めた低線量被曝の基準値を根拠にしたものです。ＩＣＲＰはこの基準値を設定する際、広島・長崎の原爆の被爆者を調査したデータを参考にしていますが、当時の事情に詳しい医師によれば、この調査の対象は主に外部被曝者で、内部被曝者はほとんど含まれていないとのこと。したがって内部被曝に当てはめるには、この基準値は科学的にも説得性に欠け、慎重に考慮すべきものであると言えます。

汚染地に住んではいけない理由

さて、原発事故では、外部被曝と内部被曝の両方を受けることになります。しかし、外部被曝は先ほども記したように、被曝した線量と健康に及ぼす影響が比例するので、例えば原発敷地内などで大量の放射性物質を直接浴びるなどしない限り、基本的にはそれほど心配する必要はないでしょう。問題となるのは内部被曝です。

内部被曝は、放射性物質を体内に取り込むことによって起こります。例えば、汚染された大気を口や鼻から吸い込んだり、放射性物質が付着したものを食べたり、あるいは汚染された土や雨などが傷口や粘膜《ねんまく》から体内に入ってしまったり。そのようにして取り込まれた放射性物質が、血中に入って体の中を循環し、さらに特定の器官や臓器に取り込まれる。そして体の内部から放射線を発し、細胞内の小器官や核内の遺伝子などを傷つけ、その結果、さまざまな形で病的状態が誘発されるというものです。

放射性物質の生体内分布について若干述べますと、例えば、ヨウ素131は甲状腺に、セシウム137は全身の筋肉や血液に、ストロンチウム90は骨に、そしてプルトニウム239は肺やリンパ節、肝臓、骨などに取り込まれます。このように取り込まれる部位が決まっているのは、ヨウ素131はヨウ素に、セシウム137はカリウムに、ストロンチウム90はカルシウムに、プルトニウム239は鉄に、それぞれ性質が似ているからです。

内部被曝により傷つけられた細胞は、その後時間をかけて徐々に増殖しますが、やがてさまざまな健康障害を引き起こします。このような細胞生物学的環境下において、放射線被曝の影響が胎児や乳幼児に特に出やすいのは、細胞分裂が旺盛《おうせい》であるからです。また成長を終えた大人の場合でも、リンパ組織や造血組織、生殖器官、粘膜など、細胞の分裂が活発で、細胞回転の早い細胞ほど影響を受けやすくなります（表1）。

そこで、このような放射線基礎医学の知識を論拠として、たとえ軽度な汚染地であっても居住が危惧《きぐ》されることについて説明します。まず知っていただきたいのが、放射性物質の半減期が生体内では違うということです。半減期について前の説明では、放射能が半分になるまでの期間であると書きましたが（22ページ）、正確には、放射線を放出する放射性物質の原子核の個数が半分になるまでの期間をいいます。

通常いわれている半減期は「物理学的半減期」と呼ばれ、放射線を出すことによって半減する期間をいいます。そしてこれとは別に「生物学的半減期」というものがあり、これは体内に入った場合に呼気や汗、あるいは便や尿などに混じって排出されて半減する期間を意味します。生体内では、放射線放出による減衰に加えて排出による減少もあるので、放射性物質による内部被曝がどの程度の影響を与えるかということは、物理学的半減期と生物学的半減期の両方を見なければわからないということです。

表2を見てください。この表は、主な放射性物質の性質と半減期をまとめたものです。ここで物理学的半減期と生物学的半減期の欄を見比べてみると、核種によって、物理

表1 生体組織の放射線感受性の順位

順位	組織
1	リンパ組織、骨髄、胸腺
2	卵巣、精巣
3	粘膜
4	唾液腺
5	毛嚢
6	汗腺、脂腺
7	皮膚
8	胸膜、腹膜、肺
9	腎臓

順位	組織
10	副腎、肝臓、膵臓
11	甲状腺
12	筋組織
13	結合組織、血管
14	軟骨
15	骨
16	神経細胞
17	神経線維

出典:『放射線基礎医学』第6版
（金芳堂）を参考に作成。

表2 主な放射性物質の性質と半減期

核種	似ている栄養素	沈着しやすい体の部位	物理学的半減期	生物学的半減期
ヨウ素131	ヨウ素	甲状腺	8日	乳児11日 5歳児23日 成人80日
セシウム137	カリウム	全身 （筋肉や血液に沈着）	30年	～1歳9日 ～9歳38日 ～30歳70日 ～50歳90日
ストロンチウム90	カルシウム	骨	29年	49年
プルトニウム239	鉄	肺、胸のリンパ節、骨、肝臓など	2.4万年	骨50年 肝臓20年

出典:消費者庁「食品と放射能Q&A」、放射能防御プロジェクト「放射能ってなに??」
（http://www.radiationdefense.jp/what/）を参考に作成。

学的半減期よりも生物学的半減期のほうが長いものと短いものとがあります。生物学的半減期のほうが長いものは、体内で減衰する原子核が多く、ほとんど排出されずに体内で崩壊するため、内部被曝の影響が大きくなります。一方、短いものは、体内で減衰しきる前に体の外へ排出される割合が多いので、長いものよりも内部被曝の影響は小さいと言えます。ただこのように説明すると、例えばセシウム137について、これまで三〇年という物理学的半減期しか知らなかった方は、「なんだ、思ったよりも早く体の外に出ていくし、被曝の影響も少なそうだ」などと安心されるかもしれません。しかし、これは一度限り被曝した場合の話です。実際にそんなことはあり得ません。というのも、放射性物質は臭いも味もありませんから、ひと呼吸しただけで「この空気は汚染されている」とは気づかないし、たとえ気づいたとしても、そのまま息を止めて、汚染のないところへ瞬間に移動することなどできないからです。そもそも、放射性物質が一つもないところなど、もはやこの地球上には存在しないのです。現実としては毎日二四時間、継続して被曝することになります。

それでも、不必要な被曝は極力避け、できるだけ汚染の少ないところに行く努力は必要でしょう。福島第一原発では放射性物質が現在も放出されていて、いったい、どんな核種がどれほど飛び出しているのか公表されていないのでわかりませんが、事故当時はヨウ素131とセシウム137が大量に放出されたこと、そして事故から二年過ぎたことと物理学的半減期を考え合わせれば、いま被曝する可能性が高いのはセシウム137です。セシウム137の生物学的半減期は、一〇歳未満の子どもなら九〜三八日です。汚染の少ないところで暮らすようにすれば、体内の放射性物質を徐々に減らしていくことができるでしょう。一方、汚染度の高いところに居続ければ、減らすどころか、どんどん蓄積してしまいます。すると、それだけ多くの細胞や組織が損傷を受けることになります。したがって、健康被害が出る確率が高まりますし、被害の度合いも深刻なものになります。

では、どのくらい汚染の少ないところへ行けば大丈夫なのか？

残念ながら、一〇〇パーセント大丈夫なところはありません。何度も言うように、ベラルーシでは年間被曝線量が一ミリシーベルト以下であっても、「汚染地域」となっているところでは健康への影響が出ています。この事実を踏まえて福島県の汚染地図（図2＝31ページ）を改めて見てください。その深刻さが一層認識できるはずです。繰り返しますが、少なくとも子どもと妊産婦は、できれば長期にわたり福島県内の汚染地区にとどまっていることは回避すべきではないでしょうか。さらには、除染して線量が「年間二〇ミリシーベルト以下」になったからといって、安易に帰還させることはいかがなものかと憂慮しています。

5　福島の健康被害は始まったばかり

「小児甲状腺がん」をめぐる舞台裏

さて、この内部被曝による悪性疾患としての典型的な健康被害が子どもの甲状腺がんです。福島では、事故から二年あまりが経ったいま、一八歳以下の若年者三人に発症が認められ、さらに、高い確率で七人が疑わしいとされています。この結果について福島県立医科大学の鈴木眞一教授は、「原発事故とは関係ない」としています。なぜなら、チェルノブイリで小児甲状腺がんが出始めたのは四、五年後であり、こんなに早く出るはずがない。もともとあったがんが見つかったのだろうというのです。

私の手元には、ベラルーシ国立甲状腺がんセンターのデータがあり、これを見れば数は少ないですが、事故があった年から小児甲状腺がんが発症しているのがわかります。ただし、原発事故の影響かどうかは明らかではありません。しかし、事故後、早い時期から発症しているのは事実です。「四、五年後」というのは、出始めたのではなく、急増し始めた時期なのです。私は事故後、このデータをいろいろな新聞や雑誌に取材記事と併せて公表していましたが、それを彼は知らなかったのでしょうか。そこで私は、「違いますよ、チェルノブイリでも事故後一年目から出ています」と、再び取材に答えたのです。

ベラルーシ国立甲状腺がんセンターは、チェルノブイリ原発事故が起きた四年後の一九九〇年に、甲状腺がんの専門の診断・治療ならびに研究機関として、保健省の管轄下に設立されました。以後、ベラルーシ国内における小児甲状腺がんの外科治療は、原則としてすべてこのセンターで実施されることが定められ、チェルノブイリ事故後の小児甲状腺がんの実態に関する全情報が、このセンターに集められることになったのです。そこから得たデータは第二章でお見せしますが、実はこの小児甲状腺がんは、IAEA（国際原子力機関）が唯一、チェルノブイリ原発事故との因果関係を認めた疾病《しっぺい》です。ヨウ素131の半減期が八日と短いことを利用して、子どもの発病数を生まれた時期で分けて統計をとり、事故から数か月以上経って生まれた子どもにほとんど発病がないことを明らかにしたのです。

このようなことから因果関係は必ずしも否定はできないため、私は、「原発事故とは関係ない」という見解についても、「断定してしまうと問題がありますよ」と指摘しました。そしてまた、もし〝福島で小児甲状腺がんは出始めたばかりだから、今後の経過を見なければ判断がつかない〟ということならば、「それは『関係ない』ではなくて『原因はわからない』と言ってあげないといけない」ということも申し上げました。このようなこと一つとってもわかるように、政府やお役人は、専門家だと信じてあらゆる対策の責任者を、チェルノブイリ原発事故に関連するさまざまな事象をよく知らない人に任せているから、こういう事態になるのです。

また、小児甲状腺がんということでは、こんなこともありました。二〇一一年三月末に開かれた、内閣府の食品安全委員会でのことです。

私は事故が起こった時から、福島がチェルノブイリの後追いにならなければいいがと心から願い、いまもそのような気持ちでいます。しかし一方で、安定ヨウ素剤を投与しなかったという事実があるため、事故直後から政府に対して、「小児甲状腺がんが増える可能性はありますよ」ということは申し上げてきました。そのようなさなかに私も招聘《しょうへい》されて、この委員会が開かれたのです。

会議の途中、小児甲状腺がんの話になった時です。

「甲状腺がんは、たちがいいからそれほど心配しなくても大丈夫」という意見が飛び出したのです。進行が遅く、切除してしまえば予後《よご》も良好で、再発する確率が低い。死に至ることはほとんどないのだから、子どもが甲状腺がんになったとしても、そんなにたいしたことではない、と言うわけです。

「ちょっと待ってください」

私はたまらず異議を唱えました。

甲状腺がんは、確かに進行が遅く、手術後の治癒《ちゆ》率も高いがんとして一般的には捉えられています。でも、チェルノブイリでの小児甲状腺がんでは、肺に転移していたケースが比較的高率に認められています。ただその一方で、早期発見により取り除いてしまえば、再発確率が低いのも事実です。しかし、例えば甲状腺をすべて摘出すれば、体内のホルモンが欠落してしまいます。そのため手術をした子どもは、その先一生、甲状腺ホルモン剤を飲み続けなければなりません。そしてさらには、幼い子どもが手術を受ける際の苦しみや不安、併せて予防策を講じることができなかったことを悔《く》いる両親の悲しみなどを思えば、悪性度の低さや治癒率の高さを理由に、安易な気持ちで発言するなどということは許されないはずです。

確かに統計上は致死率が高くないとしても、現実には病と闘う子どもがいて、時に命を落とす子どももいた。そうした、チェルノブイリの現在に続く過去を学ばなければ、机の上で何をどう分析しても命を失う痛みはわからないのです。私は、机上《きじょう》で論を組み立てていく研究者の現実味のない意見が、政府の委員会でまかり通っていくことに危機感を覚えました。国民を統計学的手法で集団として捉えるのではなく、一人ひとりの目線で考えてもらいたいと強く願うところです。

五年、一〇年先を見つめて

福島第一原発事故による健康被害は、まだ始まったばかりです。事故から二七年が過ぎたチェルノブイリ原発事故の影響もいまだ終息しておらず、現在進行形です。そして、いま福島では、チェルノブイリの事故後と似たようなことが起こり始めており、そうした現実を重ね合わせると、とても残念ですが、私たちはすでにチェルノブイリの後を追っていて、この先長い闘いになるのかもしれません。でも、違うことが一つあります。それはチェルノブイリには先例がなく、この先も手探りで進んで行かなければなりませんが、福島には先例があるということです。福島第一原発事故は、チェルノブイリ原発事故の二五年後に起こりました。ですから、いまのチェルノブイリを二五年後の福島の姿かもしれないという危機感を持って、今後、起こるかもしれない最悪の事態を予測しながら行動していけば、五年、一〇年先を変えられると思うのです。

いま目が離せないのが、小児甲状腺がんなど、内部被曝がもたらすさまざまな健康被害です。内部被曝の影響は、いつ、どのような形で出現するかわからないので、万が一の場合に早期診断、早期対応ができるように、定期的な健康追跡調査を根気よく続けていかなければなりません。併せて、これ以上の被曝を避けるための対策も強化する必要があります。しかし、このところの報道内容を見ていると、そうした重要なことが抜け落ちてきているように感じます。

福島県　子どもの放射能　尿検査せず　秘密裏に「困難」結論?

福島原発事故を受けた県民健康管理調査で、子どもの内部被ばくを把握できる尿検査が行われていない。専門家でつくる公開の検討委員会でも検査の是非がほとんど議論されてこなかった。ところが今月に入り事前の「秘密会」の開催が公となり、尿検査をめぐる議論の不透明さも判明。検査を求めてきた保護者らは不信を募らせている。

（『東京新聞　こちら特報部』二〇一二年一〇月二五日掲載）

福島の子、甲状腺検査の短縮検討　規制委「地域や年齢で」

福島県の子ども約36万人対象の甲状腺がん検査について、原子力規制委員会の検討チームは19日、被曝線量や居住地などにより実施期間の短縮も検討すべきだとする総括案を出した。東京電力福島第一原発事故の影響を調べるため、全員、生涯にわたり検査する計画だった。県関係者からは反発の声も出ている。

県は現在、事故当時18歳以下だった子ども全員を対象に甲状腺の超音波検査を行っている。検討チームは検査実施期間について、被曝線量が低いと推計されるか、線量が低いとみられる地域の子どもは、検査を途中で打ち切ることも検討すべきだとした。総括案は近く規制委員会に報告され、同委員会は提言を出す予定だ。

（『朝日新聞』二〇一三年二月二〇日掲載）

放射性物質検査、果物などを外す　馬肉や山菜、対象に追加

政府の原子力災害対策本部は19日、東日本の17都県に放射性物質の検査を求めている食品の品目を見直した。放射性物質がほとんど検出されなくなった野菜や魚は対象から外す一方で、新たに高い値が検出された野生動物や山菜類を加えた。検査対象は検出状況に合わせて選び直した。

昨年4月以降の検査結果をもとに対象を約130項目から98項目に絞った。モモヤリンゴといった果実、ホウレンソウなどの葉物野菜、海の表層にいるコウナゴやサバ、タコ、貝類などを除外し、馬肉やクマ肉、セリなどの山菜類を加えた。

（『朝日新聞』二〇一三年三月二〇日掲載）

ここで改めて日本政府にお願いしたいのは、国家の使命（ミッション）として最も重要な事項である「国民の命を守ること」を、最優先に考えてもらいたいということです。そして、正しい情報を迅速に次々に公表して、それに対して先へ先へと、積極的に手を打ってもらいたい。失墜した国民の信用を取り戻すためには、それがいま一番必要なことですし、実際に求められていることではないでしょうか。

福島での事故においては、健康への影響はまだ始まったばかりなので確実なことは何も言えません。しかし、学問的研究による解明が不十分である以上、過去に実際に起きた事実から学ぶしかないと私は考えます。

私たちは、いままさに放射線災害と向き合っているのです。すべてのメカニズムが科学的に証明される時まで、のんびりと待ってはいられないのです。

第二章　原発事故が引き起こす深刻な健康被害

——甲状腺がんとは何か

1　放射線誘発性甲状腺がんの基礎知識

原因は放射性ヨウ素

被曝が原因で発症する甲状腺がんを、放射線誘発性甲状腺がんと呼んでいます。

甲状腺はのど仏の下にあり、チョウが羽を広げたような形をしています（図4）。成人では二〇グラムほどの内分泌臓器で、体の発育や基礎代謝、新陳代謝などを促す作用を有するホルモンを分泌しています。これは甲状腺ホルモンと呼ばれ、分泌が足りないと疲労感を覚えたり、何もやる気が起きなかったりと心身ともに不調をきたし、さらにまったく分泌されなくなると、人は一か月くらいしか生きられないと言われています。生命を維持するうえで不可欠なこの甲状腺ホルモンを合成する材料がヨウ素です。

ヨウ素は主に、わかめや昆布などの海藻類に多く含まれる栄養素ですが、これと似た性質を持つ放射性物質が放射性ヨウ素です。そのためもし放射性ヨウ素が体内に入ってくると、甲状腺は本来のヨウ素と区別がつかず取り込んでしまいます。すると、取り込まれた放射性ヨウ素は甲状腺内に沈着して放射線を発し、周囲の細胞内の遺伝子などを傷つけます。そして傷つけられた病的な細胞が複製を繰り返し、やがてがんを誘発すると考えられています。これが、内部被曝による放射線誘発性甲状腺がんの発症メカニズムです。

　したがって、ここで理解していただきたいことは、取り込んだ放射性ヨウ素が多いか少ないかという点について言えば、どの程度細胞の遺伝子を傷つけるかという量的な問題であって、理論的にはどんなに少な

図4　甲状腺の位置

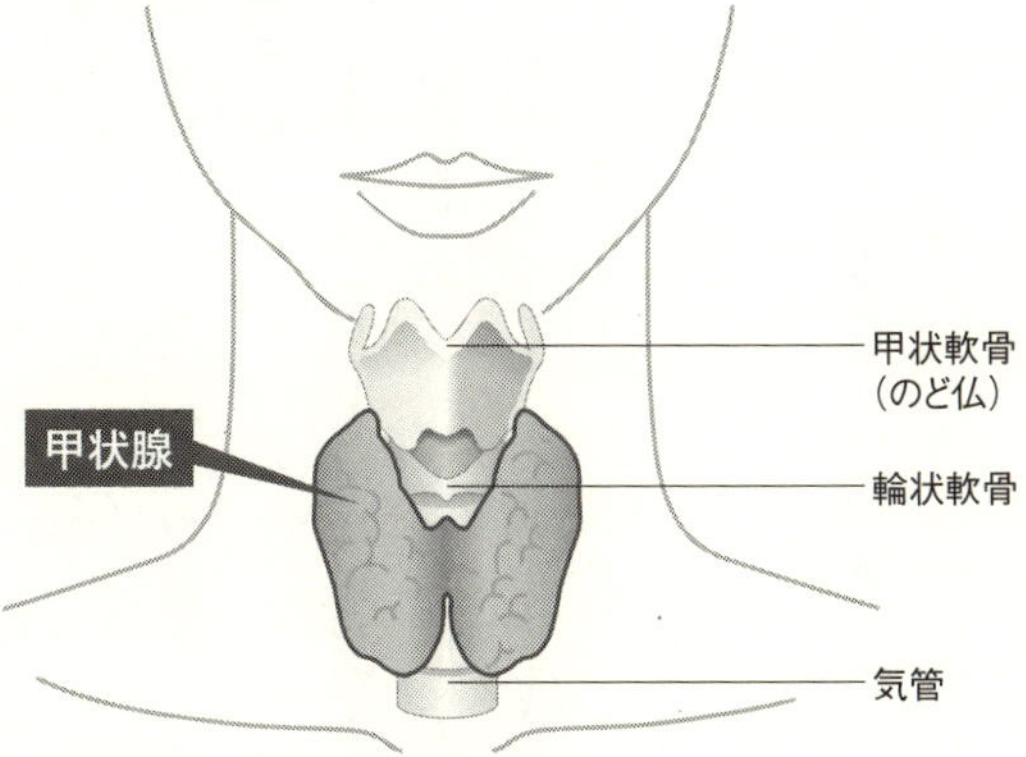

出典:『中日新聞』(2011年4月26日)掲載の図を参考に作成。

い量でも体に入れれば、確実にいずれかの細胞の遺伝子を傷つけることになります。そして、それが例えばたった一個の細胞だとしても、その細胞が異常増殖すれば、がんが発生するのです。内部被曝に「これくらいの線量なら浴びても大丈夫」というしきい値がないのはこのためです。ただ一方で、生体には被曝により損傷した遺伝子を修復する機能が備わっていることも知っておいてください。

いずれにしても、少なくとも放射性ヨウ素で被曝をすれば、誰でも甲状腺がんを発症する可能性が高まるということです。そのため、自然発生率が一〇〇万人に一人か二人といわれる小児甲状腺がんが、チェルノブイリ原発事故では急激に増えました。これが実際にどれだけ増えたかというデータは後でお見せします。

子どもは大人の二一倍、甲状腺を被曝する

さて、内部被曝による放射線誘発性甲状腺がんの原因が放射性ヨウ素であることはわかりました。それでは、体内に入った放射性ヨウ素は、実際にどれだけ甲状腺に影響を及ぼすのでしょうか。本来のヨウ素の甲状腺摂取率から考えてみましょう。

まず、そもそも食物摂取等により体内に取り込まれたヨウ素の動態ですが、成人ではその七〇～八〇パーセントが、一～二日で尿や便などに混じって排泄《はいせつ》され、そうして残ったうちの八〇パーセントが甲状腺に集まります。つまり、体内にあるヨウ素のほとんどが甲状腺に取り込まれるということです。

次にヨウ素の甲状腺内への摂取率を成育期別に見ますと、胎児の場合、三か月までは甲状腺が機能していないので〇パーセント、五か月で〇・三パーセント、六か月で一・〇パーセント、臨月期で二・〇パーセントと上昇し、乳児期に四〇パーセントまで増えた後、徐々に低下して六～七歳で成人と同じ一六～二四パーセントほどになります。このことから言えるのは、六～七歳に満たない五歳児以下の乳幼児において、最も多く甲状腺に蓄積する可能性が高いということです。

一方、尿や汗などと一緒に排出されることを考慮した放射性ヨウ素の生物学的半減期で見ると、成人の値では八〇日です（表2＝57ページ）。前述したように、ヨウ素は体の中に入ってから一～二日で大部分が体の外に排出されるわけですが、放射性ヨウ素としてみると、かなり長期間にわたり甲状腺内に滞留《たいりゅう》することがわかります。したがって、いったん放射性ヨウ素が体内に入れば、摂取と排出を繰り返すなかで、甲状腺に取り込まれるチャンスは常にあると考えてよいでしょう。そして万一取り込まれてしまえば、甲状腺は小さい臓器ですから、それだけ局所的に被曝させられることになります。

　では、その被曝量はどれくらいなのでしょうか。表3は、ヨーロッパの子どもたちについて調べた数値です。もともとの単位は「グレイ（Gy）」ですが、参考までに、現在、被曝線量として一般的に用いられている「シーベルト（Sv）」に換算した値も併記してあります。ここでは数値としてわ

表3　1キロベクレルの放射性ヨウ素で甲状腺が被曝する線量

年齢	ミリグレイ（mGy）	ミリシーベルト（mSv）
0歳	4.30	0.2150
1歳	3.00	0.1500
5歳	1.40	0.0700
10歳	0.81	0.0405
15歳	0.59	0.0295
成人	0.20	0.0100

0歳児は大人の約21倍!

出典:佐藤満彦『"放射能"は怖いのか　放射線生物学の基礎』（文春新書）に掲載された数値を参考に作成。

※グレイからシーベルトへの換算は以下の式を用いた。
Sv=Gy×放射線荷重係数（β線・γ線:1）×組織荷重係数（甲状腺:0.05）

かりやすいグレイのほうで説明します。

放射性ヨウ素を一キロベクレル摂取した場合の甲状腺における被曝線量は、〇歳で四・三ミリグレイ、一歳で三・〇ミリグレイ、五歳で一・四ミリグレイと、徐々に減少していきます。一方、成人が〇・二ミリグレイとなっていますが、これは日本人から得られた数値です。この値と〇歳の値を比べると、〇歳の甲状腺は成人の甲状腺より約二一倍も被曝しやすいということがわかります。

放射性ヨウ素の有効半減期

ここで、放射性ヨウ素が体内に入ってから、実際にどれくらい経ったら消滅するかということを見てみましょう。ただし消滅すると言ってもゼロになることはありませんから、正確にはどれくらい経ったら消滅したと考えてよいかということになります。ヨウ素131を例にとりましょう。ヨウ素131は、チェルノブイリの事故でも福島の事故でも、最も大量に放出された放射性ヨウ素です。

再び57ページの表2に戻って見ると、ヨウ素131の物理学的半減期は八日、生物学的半減期は乳児が一一日、五歳児が二三日、成人が八〇日です。つまり、八日経つと放射線を発する能力が半分になり、例えば乳児なら一一日経つと半分の量が体の外に排出されるというわけです。この両方を見なければいけないのですが、実はこれらを考慮した半減期を計算する方法があるのです。それが図5に示した公式です。この式によって求められる半減期を「有効半減期」といいます。

実際に当てはめて計算すると、有効半減期は乳児が約五日、五歳児が約六日、成人が約七日となります。そして、これらの日数を経るごとに、ヨウ素131がどれだけ減っていくかを示したのが計算式の下にある表です。

これを見ると、およそ一か月経つと乳児は六四分の一、五歳児と成人は三二分の一に減ります。この時点では、まだそれほど経過日数に対する減少割合に差はありません。しかしこれが二か月後、三か月後となると、乳児は九〇日で二六万二一四四分の一、五歳児は同じ九〇日で三万二七六八分の一、成人は九一日で八一九二分の一となり、かなり大きな差が出ます。

図5 ヨウ素131が体内で影響を及ぼす期間はどれくらい?

有効半減期を求める公式

$$\frac{1}{\text{有効半減期}} = \frac{1}{\text{物理学的半減期}} + \frac{1}{\text{生物学的半減期}}$$

●乳児の場合(物理学的半減期:8日、生物学的半減期:11日)

$$\frac{1}{\text{有効半減期}} = \frac{1}{8} + \frac{1}{11} = \frac{19}{88} \Rightarrow \text{約5日}$$

●5歳児の場合(物理学的半減期:8日、生物学的半減期:23日)

$$\frac{1}{\text{有効半減期}} = \frac{1}{8} + \frac{1}{23} = \frac{31}{184} \Rightarrow \text{約6日}$$

●成人の場合(物理学的半減期:8日、生物学的半減期:80日)

$$\frac{1}{\text{有効半減期}} = \frac{1}{8} + \frac{1}{80} = \frac{11}{80} \Rightarrow \text{約7日}$$

ヨウ素131が減る割合	(%)	有効半減期			物理学的半減期
		乳児	5歳児	成人	
2分の1	0.5	5日	6日	7日	8日
4分の1	0.25	10日	12日	14日	16日
⋮	⋮	⋮	⋮	⋮	⋮
32分の1	0.03125	25日	**30日**	**35日**	40日
64分の1	0.015625	**30日**	36日	42日	48日
⋮	⋮	⋮	⋮	⋮	⋮
512分の1	0.0019531	45日	54日	**63日**	72日
1024分の1	0.00097656	50日	**60日**	70日	80日
⋮	⋮	⋮	⋮	⋮	⋮
4096分の1	0.00024414	**60日**	72日	84日	96日
8192分の1	0.00012207	65日	78日	**91日**	104日
⋮	⋮	⋮	⋮	⋮	⋮
32768分の1	0.000030517	75日	**90日**	105日	120日
⋮	⋮	⋮	⋮	⋮	⋮
262144分の1	0.0000038146	**90日**	108日	126日	144日
⋮	⋮	⋮	⋮	⋮	⋮
8388608分の1	0.0000001192	115日	138日	161日	184日
⋮	⋮	⋮	⋮	⋮	⋮
67108864分の1	0.000000014901	130日	156日	182日	208日

物理学的半減期では、このあたりで消滅したとみなされる（4096分の1〜8388608分の1）

これがどういうことを表しているかというと、大人よりも子ども、つまり年齢が若いほど、ヨウ素131に影響を受ける期間が短いということです。それでいて先ほど説明したように、子どもの甲状腺は〇歳なら二一倍、一五歳でも三倍ほど大人の甲状腺よりも放射線感受性が高く、また細胞分裂も盛んなため、早い時期に発症する傾向があるのです。そして外界でこの放射性ヨウ素が放出し続けない限り、ある程度の年数が経つと発症数が減ってきます。

一方、子どもよりも長くじわじわと被曝する大人は、細胞分裂が活発でないこともあって、子どもの発症が治まった頃に出始めるようなペースです。加えて発症するまでの潜伏期間には個人差があり、遅い人だと数十年後、その数十年後というのが何十年後なのかはっきりせず、また、いつまで発症者が出続けるのかもわかりません。

そこで、ヨウ素131が放出されてから、どのくらい経ったらその影響が消滅したとみなされるかですが、物理学的半減期で数か月~半年といわれており、実際、チェルノブイリ原発事故が起きてから数か月経って生まれた子どもには、甲状腺がんがほとんど発症しませんでした。この調査結果により、IAEAが小児甲状腺がんのみについて、原発事故との関連を認めたことは前章でも記した通りです。

したがって、これを基準に仮に数か月を三か月として有効半減期で見てみると、体内に入ったヨウ素131は、乳児は六〇～一一五日、五歳児は七二～一三八日、成人は八四～一六一日。つまり、子どもはだいたい二～四か月半、大人は三か月弱～五か月強くらいで消滅すると考えてよさそうです。

ただここで注意すべきことは、たとえ消滅しても、それ以前に被曝して傷ついた細胞は、分裂増殖し続けているということです。

甲状腺検査としこりについて

いま福島県では、事故の時に一八歳以下だった福島県内の子ども全員を対象に、甲状腺の超音波（エコー）検査が行なわれています。二〇一三年二月の時点で、平成二三（二〇一一）年度にB判定だった一八六人のうち、二次検査で三人が甲状腺がん、七人が疑わしいと診断された他は、「結節《けっせつ》」や「嚢胞《のうほう》」が多くの子どもに見つかってはいますが、ほとんどのケースが問題ないとされています。

そしてこの検査の報告を受けて、結節や嚢胞があると判定されたお子さんを持つ方々の間で、「本当に問題がないのか」という不安の声が上がっています。

この結節と嚢胞というのが、いわゆる「しこり」です。しこりがあると言われれば、子を持つ親としては、問題がないと言われても心配するのは当然です。親御さんたちだけではありません。テレビや新聞でも、「福島の甲状腺検査で、三五パーセントの子どもにしこりが見つかった」（表4・平成二三年度のA2判定の概数）と大きく報道されていました。

こうした不安の拡大を抑えようとして実施されたのが、環境省による青森、山梨、長崎の三県の子どもを対象にした甲状腺検査です。その結果、検査した子どもの五六・六パーセントにしこりが見つかり、環境省は、「福島と他県はほぼ同じ結果だった」と発表しました（表5）。ところが、この発表を聞いて国民は安心するどころか、今度は、「日本中の子どもの甲状腺に、放射線被曝の影響が及んでいるのではないか」と心配する声すら聞こえてくるようになりました。

表4　福島県が行なった甲状腺検査の結果

判定結果		判定内容	平成23年度 38,114人			平成24年度 94,975人		
			人数(人)	割合(%)		人数(人)	割合(%)	
A判定	A1	結節や嚢胞を認めなかったもの	24,469	64.2	99.5	53,028	55.8	99.4
	A2	5.0mm以下の結節や20.0mm以下の嚢胞を認めたもの	13,459	35.3		41,398	43.6	
B判定		5.1mm以上の結節や20.1mm以上の嚢胞を認めたもの	186		0.5	548		0.6
C判定		甲状腺の状態等から判断して、直ちに二次検査を要するもの	0		0.0	1		0.001

二次検査の結果、3人が甲状腺がん、7人が疑わしいと診断

【検査対象】福島第一原発事故発生時に0〜18歳だった子ども
平成23年度:計画的避難区域の13市町村の子ども38,114人
平成24年度:福島県の全子ども94,975人(ただし、このデータは平成25年1月21日発送分までの集計結果であり、実質的には福島市内の子どもが中心)
※A1、A2判定は2年後の検査まで経過観察、B、C判定は二次検査
出典:福島県立医科大学放射線医学県民健康管理センターHP掲載の検査結果を参考に作成。
http://fukushima-mimamori.jp/thyroid/media/thyroid_status_201301.pdf

表5　環境省が行なった福島県外3県での甲状腺検査の結果

判定結果		判定内容	人数(人)	割合(%)	
A判定	A1	結節や嚢胞を認めなかったもの	1,852	42.4	99.0
	A2	5.0mm以下の結節や20.0mm以下の嚢胞を認めたもの	2,469	56.6	
B判定		5.1mm以上の結節や20.1mm以上の嚢胞を認めたもの	44		1.0
C判定		甲状腺の状態等から判断して、直ちに二次検査を要するもの	0		0.0

【検査対象】青森県弘前市、山梨県甲府市、長崎県長崎市の3〜18歳の子ども4,365人
出典:環境省報道発表資料平成25年3月29日「福島県外3県における甲状腺有所見率調査結果」を参考に作成。http://www.env.go.jp/press/press.php?serial=16520

要するに、国民がなぜ不安な気持ちになるのか、その根本の原因が福島県も環境省もわかっていないのです。皆が知りたいのは、「他県も同じである、福島県の結果は特別なものではない」ということではなくて、「自分の子どもは本当に大丈夫なのか」ということです。つまり、まず、しこりとは何か、結節、嚢胞とはどういうものなのかということをよく説明してあげる。そのうえで、「だからあなたのお子さんのしこりは問題ありません」と言えば、「ああ、そうか」と納得してくれるわけです。そのあたりの説明が、日本の行政機関等の対応には抜け落ちているように思います。だからいつまで経っても、無駄なことにたくさんの国費と労力を使うことになってしまうのではないでしょうか。

さて、それでは皆さんの不安を解消するために、ここで「しこり」について説明することにしましょう。

しこり（腫瘤《しゅりゅう》）には大きく分けて、二つの種類があります。これが、先ほども言いましたが、福島県の甲状腺検査の判定内容に記されてある「結節」と「嚢胞」です（図6）。

結節というのは、わかりやすく表現すれば肉のかたまりで、これには良性のものと悪性のものがあります。悪性のものがいわゆる「がん」で「がん腫」といいます。いま行なわれている検査は、このがん腫（悪性腫瘍《しゅよう》）を早期に発見するのが目的です。

一方、良性のものは「腺腫《せんしゅ》」といい、がんとはまったく別物です。一般的には直ちに健康に害を及ぼすことはないので、たとえ見つかっても特に心配する必要はありません。また時として、いまは良性であっても、そのうち悪性のものに変わるのではないかと心配される方がいるようですが、通常、病理学的立場からそれはまずないと考えて大丈夫です。そもそもがんは、放射線などでがん関連の遺伝子が傷つけられた細

図6　しこりの種類

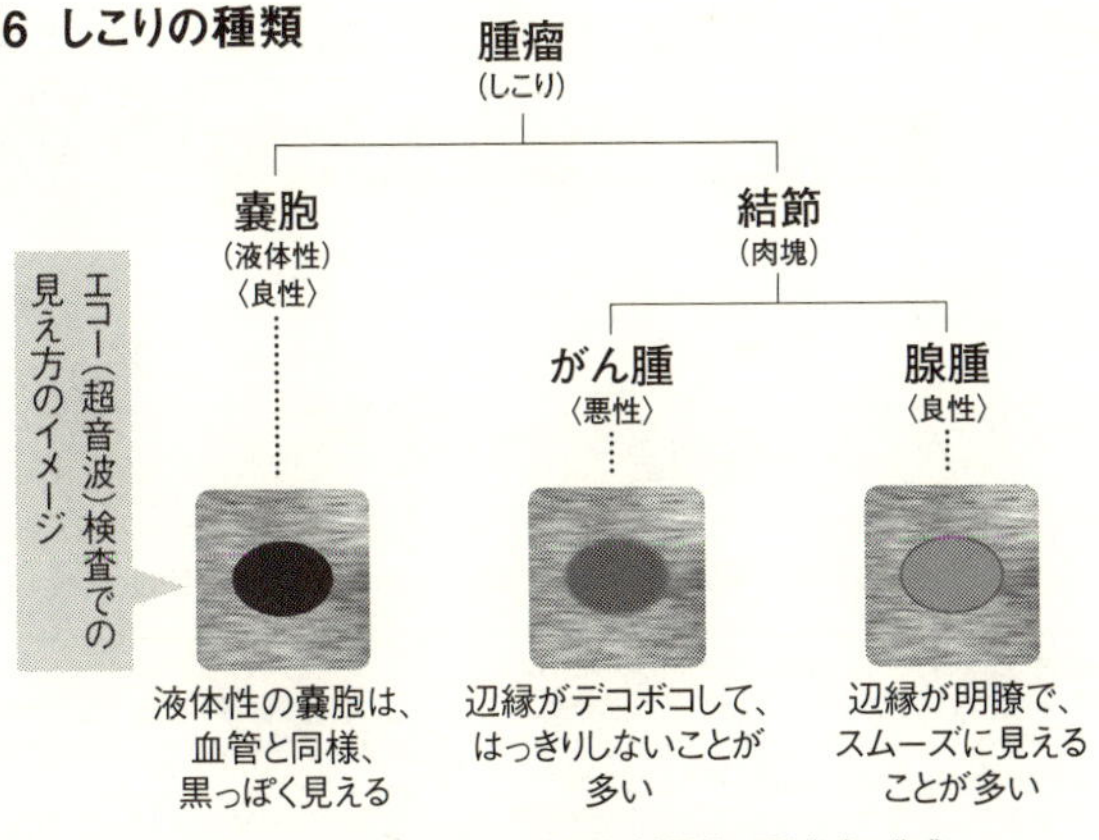

出典：『エデュカーレ』2013年1月号（臨床育児保育研究会）掲載の図を参考に作成。

胞が分裂増殖して発生するものです。一方、良性の結節ができるのは、そうした異常な遺伝子を持つ細胞が原因ではないので、一般的にはそれががんになるとは考えられません。

次にもう一つのしこり、囊胞についてです。囊胞は肉のかたまりではなく、中に液体が貯溜《ちょりゅう》しています。表6を見ればわかるように、検査で見つかったしこりのほとんどが、この囊胞でした。これもがんとは関係ないしこりで、時間が経ってがん腫に変わることもありません。特別気にする必要はないでしょう。

ただ、良性の結節も囊胞もだんだん大き

表6　福島県の甲状腺検査で見つかったしこりは大半が囊胞だった

判定結果		平成23年度		平成24年度	
		人数(人)	計(人)	人数(人)	計(人)
結節を認めたもの	5.1mm以上	184	385	538	951
	5.0mm以下	201		413	
囊胞を認めたもの	20.1mm以上	1	13,383	6	41,439
	20.0mm以下	13,382		41,433	

※結節、囊胞両方の所見に該当しているケースも存在
※各年度においてB判定(5.1mm以上の結節や20.1mm以上の囊胞を認めたもの)の人数が表4(81ページ)と一致しないのは、A2の判定内容であっても甲状腺の状態等から二次検査を要すると判断されてB判定となったものがいるため。
出典:福島県立医科大学放射線医学県民健康管理センターHP掲載の検査結果を参考に作成。
http://fukushima-mimamori.jp/thyroid/media/thyroid_status_201301.pdf

くなることがあり、美容上などの問題で取り除くことはあります。その場合、結節は摘出手術を行ない、嚢胞は中の液体を注射針で吸引するなどします。

要するに、しこりが発見されたとしても、それが確実に良性の結節か嚢胞であれば、まず気にする必要はないということです。

ただ、この検査の実施方法では気になる点があります。それは、原則五ミリより大きい結節、または二〇ミリより大きい嚢胞が見つかった子どもはB判定となり、二次検査として血液検査や尿検査などを行なうことになっていますが、しこりのサイズが小さくてA2判定になった子どもは、次に検査を受けるのが二年後だということです。三ミリ以下のしこりは特に、ある程度の大きさにならないと、結節なのか嚢胞なのか判断をつけるのが難しいですし、判断がついたとしても、A2判定の大きさでは「嚢胞のように見えたが実は結節だった」というようなことがないとも言えません。そして結節であるなら、小さくても悪性の可能性があるわけで、それを確実に判定するには、組織を切除して顕微鏡で見て診断する「病理組織診断」を行なう必要があります。

いま行なわれている一次検査はエコーによる診断だけです。良性か悪性かを確実に判定することができないのですから、小さくてもしこりが見つかった場合は、少なくとも半年後には再検査を行なったほうがよいと思います。

どんなしこりでも発見されれば、親としては不安なものです。こまめに経過観察しながら丁寧に検査を行ない、きちんと説明してあげなければいけません。そもそもこの検査の目的は、甲状腺がんの早期発見・早期治療です。これらのことをやらなければ、何のための検査なのかわからなくなってしまいます。

2　原発事故と甲状腺がんの因果関係

子どもの甲状腺がんが、事故後一一年間で七〇倍に

ここからは、チェルノブイリ原発事故が起こってから、実際にどれだけ甲状腺がんの患者が増えたのか、ベラルーシ国立甲状腺がんセンターから入手した資料をお見せしながら話を進めていくことにします。

事故が起きた一九八六年、ベラルーシ全体で小児甲状腺がんは二例しかありません

でした（図7）。この段階では、小児人口一〇〇万人に一人か二人という国際的な発症水準を保っていたのです（図8＝89ページ）。それが翌年の一九八七年には四例、さらに次の年の一九八八年には五例、一九八九年には七例と徐々に増え始め、事故から五年目の一九九〇年になると、急激に増えて二九例になりました（図7）。そして小児甲状腺がんの発症はその後もどんどん増え続けて、一〇年目の一九九五年には九一例とピークに達します（図7）。以後、一九九六年からは減少に転じますが、IAEAが小児甲状腺がんと原発事故との因果関係を認めたのはこの年のことでした。

図7　チェルノブイリ事故後の小児甲状腺がん患者数の推移

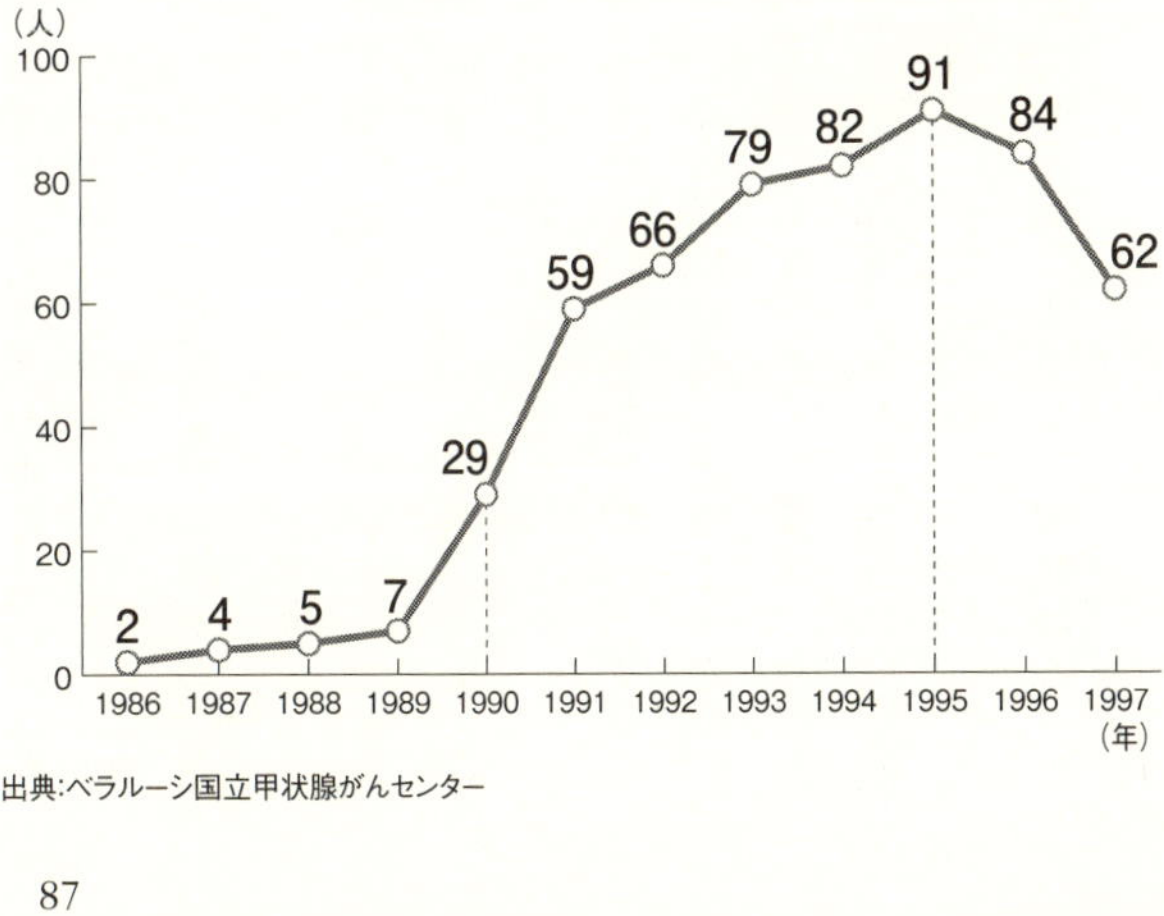

出典:ベラルーシ国立甲状腺がんセンター

この間、増加したのは小児甲状腺がんだけではありません。子どもほど急激ではないものの、大人の甲状腺がんも確実に増えました。それがわかるのが表7です。この表は、事故があった一九八六年を区切りに、前後それぞれ一一年間で甲状腺がんを発症した人数を比べたものです。

最初に目にとまるのは、やはり子どもの発症数で、事故前の一一年間（一九七五～一九八五年）ではわずか七人だったのが、事故後の一一年間（一九八六～一九九六年）では五〇八人になり、事故前と比べて約七二倍に増えました。

一方、成人を見てみると、事故前の一一年間では一三四七人、事故後の一一年間では四〇〇六人となっており、約三倍に増えています。この傾向には、子どもは急激に、大人はゆっくり増えるという放射線誘発性甲状腺がんの特徴が表れています。ただし成人の場合は、エコー検査により潜在がんの掘り起こしが加味され、増加した可能性も考えられます。なお、このように急激に小児甲状腺がんが増えたのはベラルーシだけではありません。ウクライナやロシアの汚染地域でも、同じような現象が起こっていたことが確認されています。

図8　ベラルーシにおける小児甲状腺がんの発生頻度

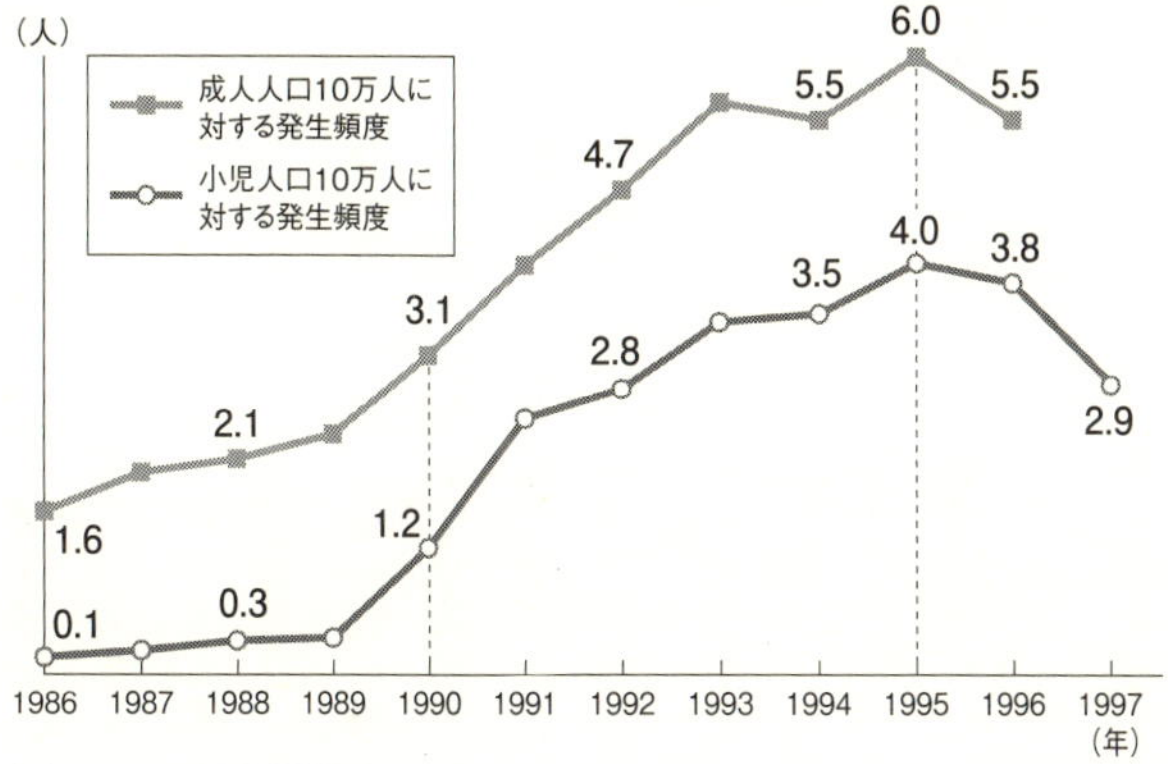

出典:ベラルーシ国立甲状腺がんセンター

表7　チェルノブイリ事故前後における甲状腺がん患者数の比較

年	発症数(人)	成人(人)	小児(人)
1975〜1985	1,354	1,347	7
1986〜1996	4,514	4,006	508
1997	396	334	62
計	6,264	5,687	577

出典:ベラルーシ国立甲状腺がんセンター

汚染が深刻な州ほど罹患者が多い

ベラルーシで最も高度に汚染されたのは、ゴメリ州でした。ウクライナのチェルノブイリ原発が、国境を挟んですぐ隣にあるからです。そして次に大きな被害を受けたのが、同じウクライナと国境を接するブレスト州です。一方で最も汚染を免《まぬが》れたのは、チェルノブイリ原発から最も北に離れたビーチェブスク州でした。

こうした汚染状況と小児甲状腺がんの発症率の関連を見るために、ベラルーシ全土から甲状腺がんの子どもが治療に訪れる国立甲状腺がんセンターでは、一九九七年までに診察や手術を行なったすべての患者の出身地を分類しました。

そうしたところ、一番多かったのがゴメリ州で、五七〇人中三〇四人。次いで多かったのがブレスト州で一三四人。これに首都が置かれるミンスク州が六三人と続き、六つの州のうち、最も患者が少なかったのが、ビーチェブスク州で七人でした（図9）。

出身州の汚染度と小児甲状腺がんの発症率の高さがピタリと一致したうえに、高度に汚染されたゴメリ州とブレスト州から来た子どもが圧倒的多数を占めたのです。この分類調査の結果により、汚染度が高いほど甲状腺がんの発症率が高まるという事実

表8　チェルノブイリ事故後の州別小児甲状腺がんの年間患者数(人)

地域／年	ブレスト州	ビーチェブスク州	ゴメリ州	グロードノ州	ミンスク州※	モギリョフ州	ミンスク市	ベラルーシ全体
1986	0	0	1	1	0	0	0	2
1987	0	0	2	1	1	0	0	4
1988	1	0	1	1	1	0	1	5
1989	1	0	3	2	1	0	0	7
1990	7	1	14	0	1	2	4	29
1991	5	3	43	2	1	3	2	59
1992	17	2	34	4	4	1	4	66
1993	24	0	36	3	4	7	5	79
1994	21	1	44	5	6	4	1	82
1995	21	0	48	5	1	6	10	91
1996	25	0	42	5	5	3	4	84
1997	12	0	36	3	6	4	1	62
患者数	**134**	**7**	**304**	**32**	**31**	**30**	**32**	**570**

出典:ベラルーシ国立甲状腺がんセンター　※ミンスク市を除く

図9　小児甲状腺がん患者の地理的特異性

(570人:1986〜1997年)

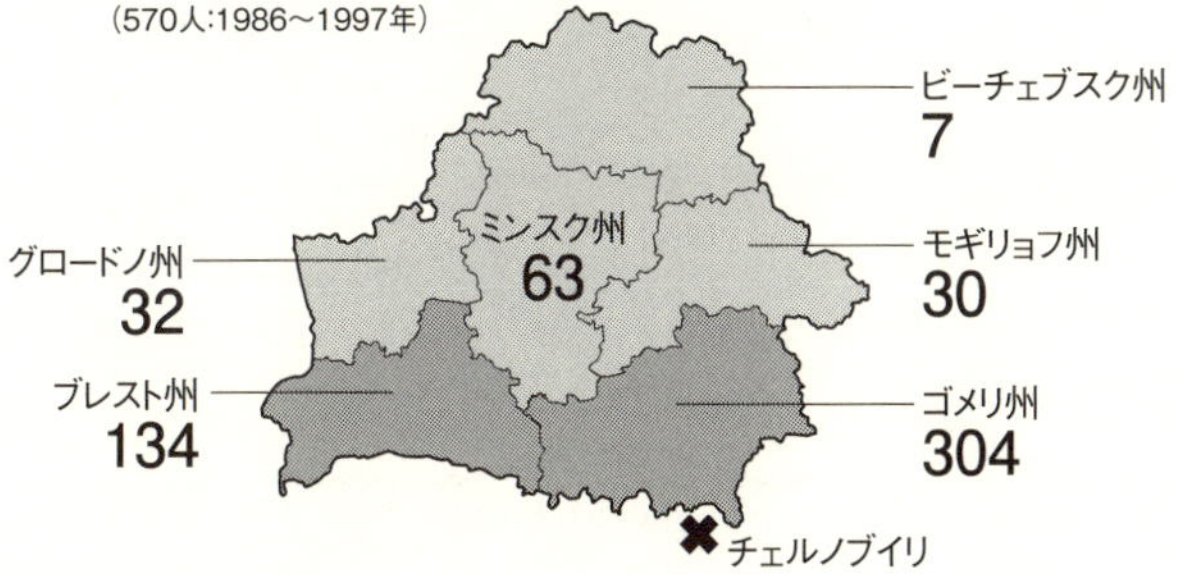

出典:ベラルーシ国立甲状腺がんセンター

が明らかになりました。

なお、表8（91ページ）は、分類した全五七〇人の子どもについて出身州別に発症年の詳細も示したもので、これを見ると、汚染度の高い州ほど五年目からの急増が顕《けん》著《ちょ》であることがわかります。

そして図10は、患者が多く発生したゴメリ州とブレスト州に加え、患者が最も少なかったビーチェブスク州の小児人口一〇万人当たりの発症率をグラフにしたものです。

通常の発症率は一〇〇万人に一人か二人ですから、グラフの数値を一〇倍して見ると、ゴメリ州では一九九一年以降、一〇〇万人当たり一〇〇人以上という発症

図10　3州での小児人口10万人に対する甲状腺がん発生率

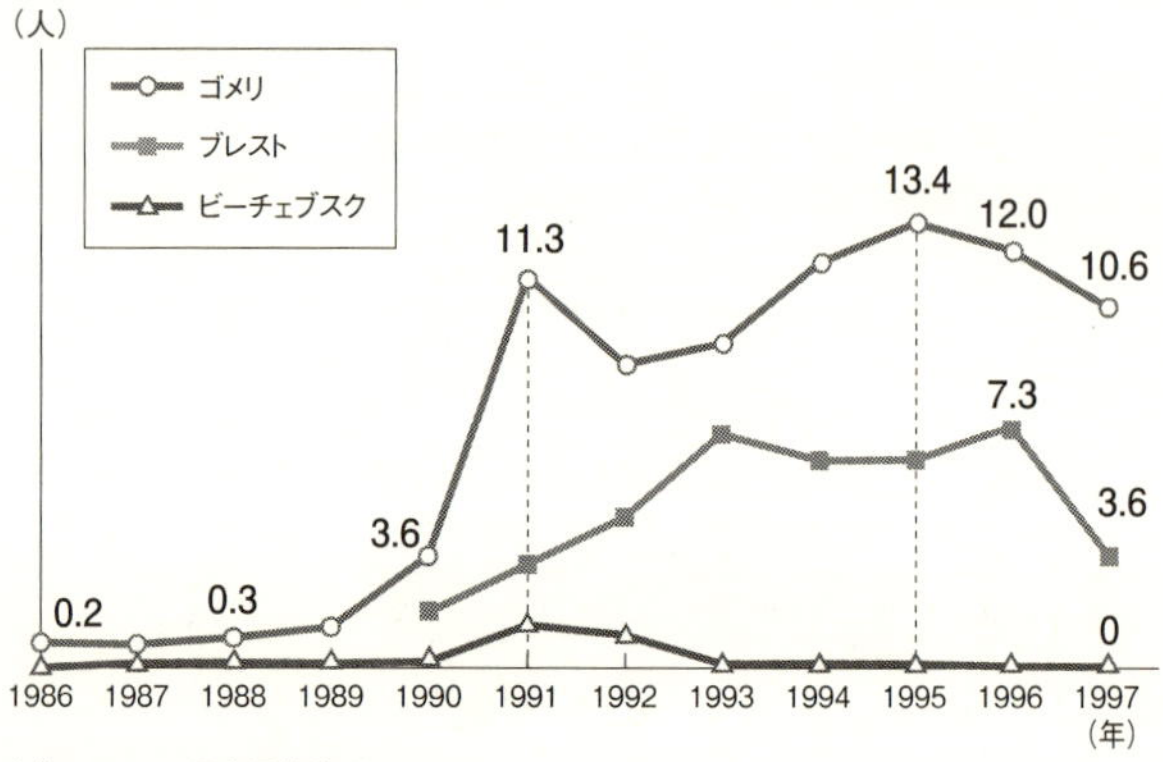

出典:ベラルーシ国立甲状腺がんセンター

率をほぼ持続しており、ピーク時（一九九五年）には一三四人に達しています。通常の発症率が一〇〇万人に一人として約一三〇倍です。

一方、汚染の少ないビーチェブスク州ではほとんど増加がありません。高汚染地におけるこの異常な事態に、放射線被曝がもたらす影響の大きさを思い知らされます。

〇～四歳で被曝した患者が半数以上を占める

チェルノブイリ原発事故が起きた一九八六年から一九九六年の一一年間に、ベラルーシでは五〇八人の子どもが甲状腺がんを発症しました（表8＝91ページ）。その五〇八人の子どもについて、国立甲状腺がんセンターが誕生日で分類したところ、事故の前に生まれた子どもが四九七人で九七・八パーセント、事故当時に生まれた子どもが六人で一・二パーセント、事故の後に生まれた子どもが五人で一・〇パーセントという結果となり、ほとんどの子どもが事故の前に生まれていることが明らかになりました（図11＝94ページ）。

そしてさらに、一九九五年までの一〇年間に発症した子ども四二四人（表8＝91ページ）のうち、事故後に生まれた四人を除く四二〇人について事故当時の年齢を調べると、〇～四歳が二七八人で六六・二パーセント、五～九歳が一三二人で三一・四パーセント、一〇～一四歳が一〇人で二・四パーセントという結果でした（図12）。半数以上の患者が〇～四歳という、きわめて若年齢で被曝していたわけです。

これらの調査結果が示すのはやはり、当時の小児甲状腺がんの急増とチェルノブイリ原発事故との関連性です。最初の分類調査で事故後に生まれた患者がほとんどいなかったのは、物理学的半減期が八日と短いヨウ素131による内部被曝が原因で発症

図11　小児甲状腺がん患者の誕生時期

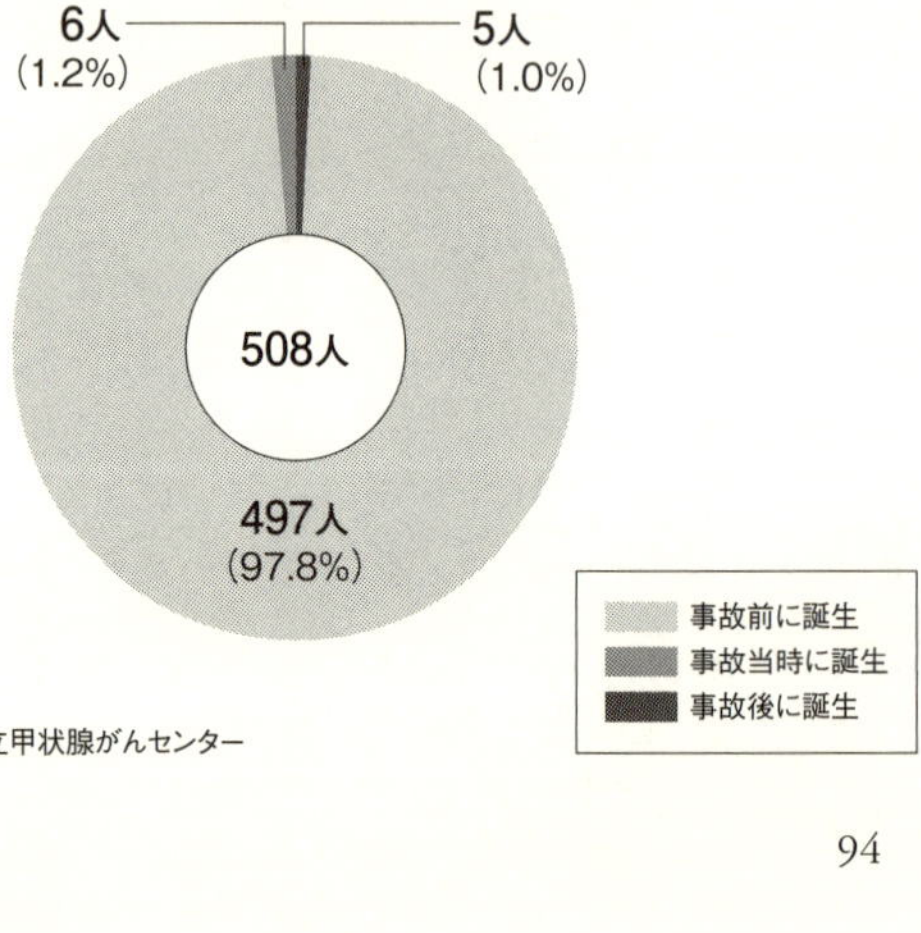

出典:ベラルーシ国立甲状腺がんセンター

したからです。そして、次の被曝年齢調査で半数以上が〇～四歳児だったことは、まさに本章の第一項「放射線誘発性甲状腺がんの基礎知識」で内部被曝による甲状腺がんの特徴として説明した、次の内容を裏づける結果と言えるでしょう。

・放射性ヨウ素が甲状腺に取り込まれる確率は〇～五歳児が最も高い。
・甲状腺が被曝する線量は、〇歳児で大人の二一倍、一歳児で一五倍。
・年齢が若いほど早い時期に発症する。

さて、以上のような事実から、子どもの甲状腺がんについては、すでにチェルノブイリ原発事故との因果関係が認められてい

図12　小児甲状腺がん患者の事故時の年齢

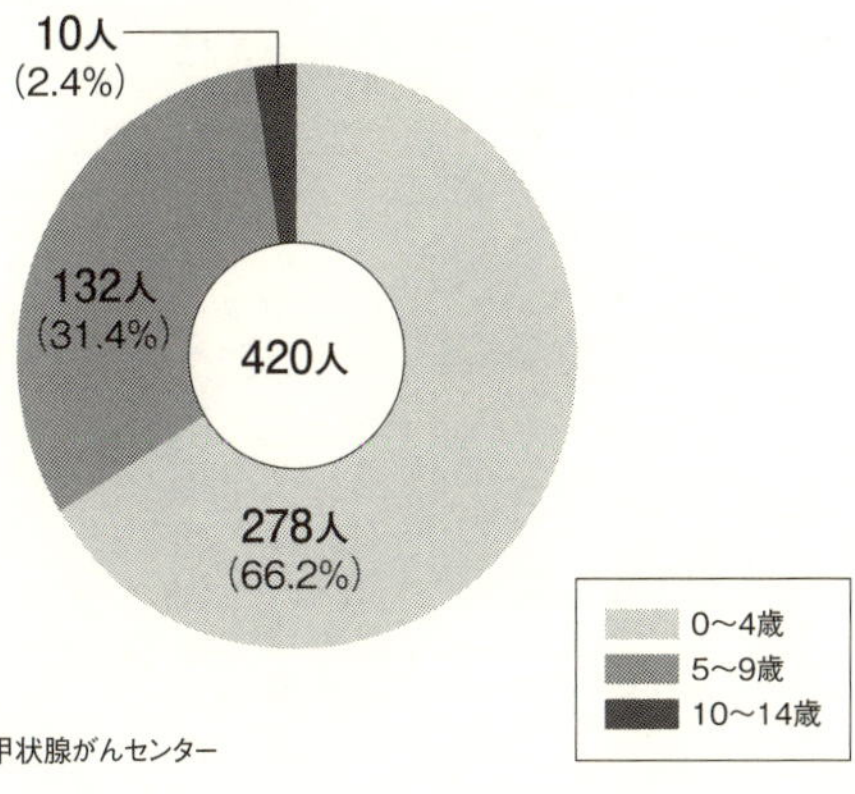

出典:ベラルーシ国立甲状腺がんセンター

ます。一方、いまだに認められていないのが大人の甲状腺がんです。次にこの大人の甲状腺がんの発症数が、子どもの甲状腺がんが終息してからどのように推移しているのかを見てみることにしましょう。

高齢化する甲状腺がん患者

ここで少し復習しますと、原発事故当時に〇～一四歳だった子どもの甲状腺がんが急増したのは、一九九〇年、原発事故から五年目のことでした。そしてピークを迎えたのが一九九五年、事故から数えて一〇年目の年でした。その後は徐々に減少し、二〇〇〇年に入って間もなく終息に向かいました（図13）。

さて、それでは次に、一つ上の年代の推移を見てみましょう。一五～一七歳です。この年代は、年齢の幅が三年ということもあり、発症数が少ないために、全体的に低い推移になっています。ただそれを注意して見ていくと、一九九一年頃から少しずつ増え始め、一九九四年でまた少し増加。その後も徐々に増えて、二〇〇二年にピークに達します。〇～一四歳のピークは一九九五年ですから、一つ年代が変わってその差は七年ということになります。

　さらに、もう一つ上の年代を見てみましょう。一八～三四歳です。この年代になると、原発事故が起こる以前から甲状腺がんの発症が認められます。急増し始めたのが一九九一年。その後、増えたり減ったりしながらも、確実に山を高くしています。そして、このグラフの最終年である二〇〇四年になってもまだピークが見えていませんが、二〇一三年のいまもこの状態は終息していません。三五～四四歳の推移も、この年代と似たような形になっています。

　一方で、どんどん伸び続けているのが四五歳以上の柱です。四〇歳以上は放射線

図13　年代別甲状腺がん患者数の推移

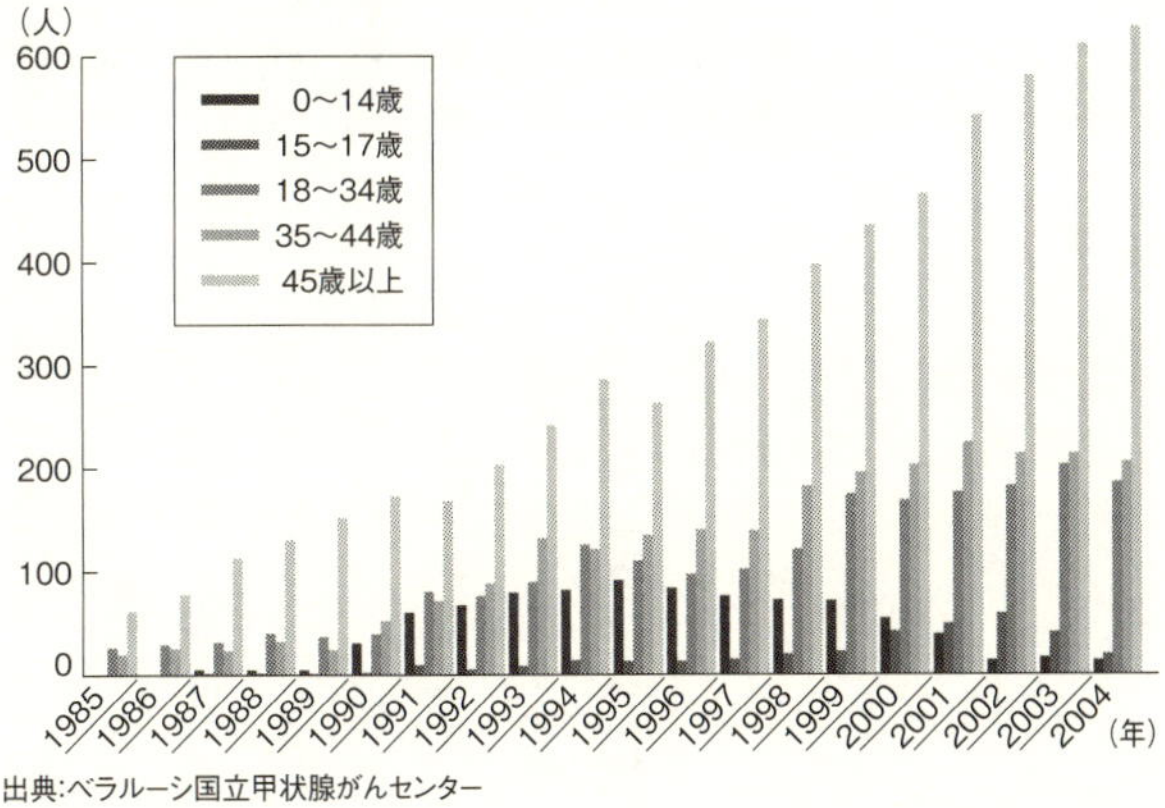

出典:ベラルーシ国立甲状腺がんセンター

感受性が弱いので、被曝してもがんのリスクがほとんどないというのが通説です。また、もともと甲状腺がんの発症率が高い年代ですし、もちろんどこまで被曝が影響しているのか定かではありませんが、それにしてもこの増え方はただごとではないように思います。いったいどこまで伸び続けるのか、この年代もいまだ先が見えない状況です。

〇～一四歳が終息し、七年遅れて一五～一七歳が終息しました。それから一〇年あまりが過ぎようとしていますが、次に来るべき年代の終わりはまだ見えていません。そして人々は年々歳をとっていきます。歳をとれば、それだけ発症するのが遅くなり、どんどん終わりが遠のいていきます。終わりのない闘い——これが内部被曝による健康被害の特徴であり、このグラフにはその実相がありありと浮かび上がっています。

3　チェルノブイリでは、なぜ甲状腺がんが多発したのか

事故の五日後がメーデーだった

原発史上最悪の事故は、一九八六年四月二六日の未明に発生しました。チェルノブ

イリ原発から放出された放射性物質は、主にベラルーシ、ウクライナ北部、ロシア西部の広範囲に降下。その大半は、長期間に及んで放射線被害をもたらすセシウム137でしたが、広い大地を覆った初期の放射能雲には、大量のヨウ素131も含まれていました。

子どもたちの被曝リスクを高めた要因は、チェルノブイリ事故直後の旧ソ連政府の対応も大きく関係しています。

旧ソ連中央政府は、近隣の住民たちに事故の情報を一切与えませんでした。というのは、原子炉が爆発した五日後の五月一日がメーデーだったからです。メーデーは、共産主義国では一番大きなお祭りです。だから、その日までは伏せたかったのです。そのため、大人も子どもも何も知らずに、メーデーのパレードの練習をしていました。放射性物質を含んだ雨が降るなか、傘もささずに行進していたのです。そしてメーデー当日も、外でお祭りを楽しんでいました。

そんなふうですから事故当日を含めた六日間、メーデーの行事が終わるまでは、一般国民に対しては何も対策を行ないませんでした。実際、その年の八月に開催された

ＩＣＲＰの会議で提出されたソ連代表団の報告書には、食物の汚染レベルや安定ヨウ素剤の配付、食物制限といったことについては、ほとんど何も書かれていなかったといいます。ただ、発電所の従業員全員と、従業員の居住地としてつくられた発電所近くの町、プリピャチ（ウクライナ）の住民には、当日中に安定ヨウ素剤が配られたそうです。

結局、旧ソ連政府が初めて国民に指示を出したのは五月一日のお祭りが終わってからで、その内容はミルクを制限するというものでした。そしてその一週間後の五月八日に、最初の食物制限が出されたのです。

さらに、被曝リスクを高めた要因はもう一つあって、それは、ベラルーシをはじめとする内陸部では、ヨウ素を含む海藻類を食べる習慣がほとんどなかったことです。

以前、福島県立医科大学の鈴木教授が、「日本の子どもはチェルノブイリとは違ってヨウ素が十分摂取されているから大丈夫」というようなことを発言していました。日本の子どもにヨウ素が本当に足りているかどうかは別として、チェルノブイリの子どもたちは実際、慢性的なヨウ素不足の状態にありました。にもかかわらず安定ヨウ素剤が配付されなかったため、多量のヨウ素131が甲状腺に取り込まれ、局所的な被曝を起こしてしまったのです。

こうしたさまざまな要因によって、チェルノブイリの子どもたちに甲状腺がんが多発してしまいました。

ポーランドの素晴らしい対応

チェルノブイリ原発事故が起きた直後、ベラルーシの西隣にあるポーランド政府は、素晴らしい対応をしました。

事故翌日の四月二七日の夜に、大気の放射能汚染を確認。放出された放射性物質の八〇パーセントが放射性ヨウ素であることがわかり、政府は非常事態宣言を発動しました。これがチェルノブイリでの原発事故が原因だと知ったのは、さらにその翌日のことです。旧ソ連政府が五月一日まで事故を隠そうとしていたところ、当時の国営通信社であるタス通信（現イタルタス通信）が黙っていられず、外国向けに「チェルノブイリで原発事故」と小さく報道したのです。

その後、ポーランド政府はモスクワからの信頼できる情報がないために、最悪の事態を想定して初期の予防対策をとることにしました。

事故から四日目の午後三時には、すべての病院、保健所、学校、幼稚園に安定ヨウ素剤を配付。小児人口の九〇パーセントを超える一〇〇〇万人以上の子どもに本剤を投与したのです。さらに政府から出された指示を受けて、人口の二五パーセントに当たる七〇〇万人の妊産婦をはじめとする大人も安定ヨウ素剤を服用しました。

その後、大気汚染の状況が改善したため、安定ヨウ素剤の投与は一回で済みました。そして、服用による重篤な副作用もありませんでした。

政府はさらに、五月一五日までは乳牛に新鮮な牧草を与えることを禁止。汚染されたミルクを子どもが飲むことも禁止して、四歳以下の子どもには粉ミルクを配りました。それから、子どもや妊娠中、授乳中の女性は、できるだけ新鮮な葉物は食べないようにも指示しました。これら政府の素早い対応が功《こう》を奏《そう》し、ポーランドでは子どもの甲状腺がんの発症が回避されたのです。まさに国の迅速かつ的確な対応によって、隣国のベラルーシとは雲泥《うんでい》の差が開きました。

教訓を生かせなかった福島

今回の福島第一原発事故の後、福島県でも安定ヨウ素剤を飲ませたと聞いていたので、私は安心していました。しかし、しばらくして福島県の方からメールが送られてきました。

「市長から福島県知事に、早く安定ヨウ素剤を飲ませるように伝えてください」

すでに投与されたはずなのにおかしいと思い、福島県庁に問い合わせました。すると、政府に言われて安定ヨウ素剤を七〇万人分用意して各戸に配付もしてあるが、その後「飲め」という指示がないので待っていると言うのです。

このような一刻を争う非常事態の時には、国の指示を待っている場合ではありません。もっとも、勝手に飲ませて副作用が出たらどうしようかという心配があるかもしれません。ヨウ素はホルモンを合成する材料ですから、確かに飲み過ぎれば、一過性の甲状腺機能亢進《こうしん》症状が出現するとか、ヨウ素過敏症などの副作用はあります。しかしそれは専門医の指示のもとに実施すればよいわけです。ただ単に「飲んでください」と言うのではなく、指示する前に地元の医師会や薬剤師会等の協力を得て年齢別の服用量を定め、その情報も一緒に伝えることにしたらどうでしょうか。

ポーランドでは、九〇パーセント以上の子どもに内服させても、子どもたちに生命にかかわる重篤な副作用はなかったといいます。ただ、ヨウ素アレルギーの子どももいるので、アレルギー体質なら控えたほうがよいと思いますが、それ以外は飲んだほうがよいと判断すべきです。心配な方は、いざという時のために、あらかじめかかりつけの医師や専門医に相談しておくとよいでしょう。

実は安定ヨウ素剤の投与は、心の安定剤にもなり得るのです。服用した人は「薬を飲んだから大丈夫」という気持ちになるし、お母さんたちの不安も取り除けます。万一、数年後に健康被害が出現したとしても、「手を尽くしたのだから仕方がない」と思えます。しかし何も手を打たなかった場合、「あの時こうしていれば」というお母さんの後悔は、五年、一〇年先まで続いてしまうでしょう。このようなことが悲劇の連鎖を生み出してしまうのです。

ところで安定ヨウ素剤を投与するのは、あらかじめ甲状腺にヨウ素を満たしておき、甲状腺に放射性ヨウ素を取り込まない環境をつくるためです。ですから理想的には、放射性ヨウ素が放出される前後の数時間以内に服用することがよいと報告されています。そのため私は、今回の福島での事故発生当時からマスコミなどの取材に対して、安定ヨウ素剤を服用する重要性を説明し、可及《かきゅう》的速やかに飲ませるようにと提言してきました。にもかかわらず、政府は、「甲状腺の局所被曝線量が国際基準値の五〇ミリシーベルト以下だから大丈夫だ」と言って飲ませませんでした。

しかし、すでに少なくとも甲状腺がんと診断された子どもが三人も出てきています。形だけの知識に頼った机上の空論は信用できないということを、そろそろ学んでいただきたいと思います。

また、原子力安全委員会が二〇一二年二月になって、ようやく原発から五〇キロメートル圏内の全戸に安定ヨウ素剤を配付すると提言しましたが、これも遅きに失したと言う他ありません。なぜ、それをもっと早くやらなかったのか、正直のところ大変驚いています。

結局、政府はいざという時の危機管理対策がまったくできていなかったということです。放射線災害が起こった時に、市民がどれだけ協力できるのかといえば、基本的には無理なのです。行政が次々と的確な対応を行なうしかない。市民ができることといえば、避難することぐらいでしょう。

チェルノブイリ原発事故の際、ベラルーシに隣接するポーランドでは、外部から情報が入る前に大気の放射能汚染に気がつき、その大半が放射性ヨウ素であると即座に分析しました。そして事故の四日後には子どもや妊娠・授乳中の人に安定ヨウ素剤を投与した。一〇〇〇万人以上の子どもと七〇〇万人の大人に投与して、甲状腺がんの発症を封じ込めたのです。こうした前例に学ぶ姿勢があれば、政府はもっと迅速かつ有効な予防策をとれたのではないかと思います。

松本市の危機管理マニュアル

福島の原発事故以降、松本市では医師会、薬剤師会などと協力して、早速、放射線災害に備えた危機管理マニュアルを策定しました。安定ヨウ素剤も、すでに妊婦と四〇歳未満の市民用に約一一万人分用意してあります。予算はそれほどかかりません。

長野県に原発はありませんが、近隣に位置する柏崎刈羽原発（新潟県）、志賀原発

（石川県）、浜岡原発（静岡県）のどこかで万一事故が起きれば、風向きによっては被害が及びます。放射線災害がどんなに悲惨であるかは、福島第一原発事故でも十分感じていますし、何より私自身がベラルーシで五年半、医療支援活動を通じて経験しています。ですから、「原発事故発生後の緊急対応に手抜かりがあっては絶対にいけない」という強い思いを持っているのです。そのようなことから私は、危機管理マニュアルをつくって、いざという時に備えようと、松本市長として提案したのです。

　しかし当初はやはり、「ここには原発なんてないし、近隣の原発にしても一五〇キロも離れているじゃないか」と言う人もいました。でも

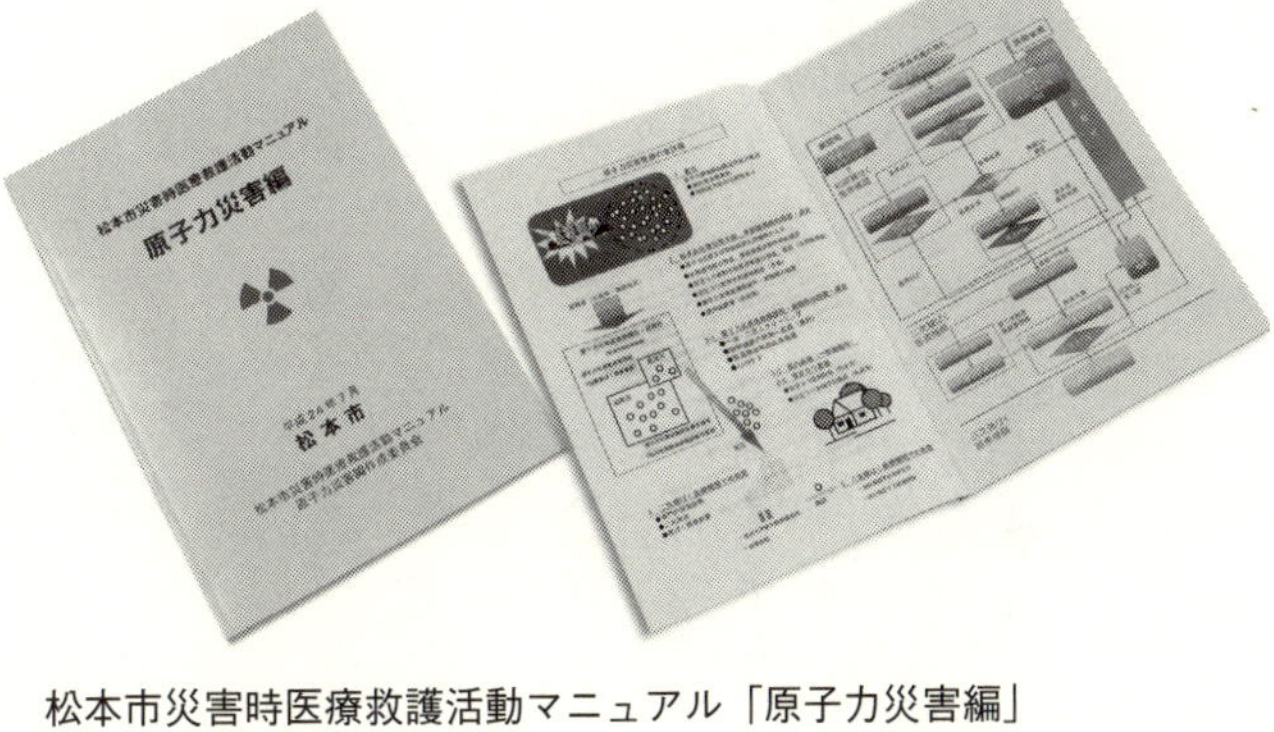

松本市災害時医療救護活動マニュアル「原子力災害編」

私が、「違いますよ。数百キロ離れていてもホットスポットになる可能性があるのだから」と説明すると、放射線災害による被害の現実を皆わかってきていますから、議会の了承も含めて「やろう」ということになったのです。

こんな一つの小さな基礎自治体ですが、放射線災害が起こった場合に、安定ヨウ素剤の配付をどうするか、一次・二次・三次の除染をどうするか、ということを真剣に考え、原子力災害時を想定した訓練も行なったところです。

将来何も起こらなければ、この準備は無駄かもしれません。でも、それはうれしい誤算《ごさん》。もし起こった時に何もしていなければ、行政にとっては致命的なミスとなります。

このような取り組みを行なっている市町村は、まだほとんどないのではないでしょうか。ただし長野県内では、現在マニュアルの策定を検討しているという基礎自治体はあるようです。放射線への危機意識は、皆で持たなければいけません。放射線災害は大規模なものですから一つの自治体だけでは足りません。この取り組みが松本市から全国へと広がってくれることを願っています。

4　「福島の子ども　三人が甲状腺がんと診断、七人が疑い」

「一〇〇万人に一人か二人」は国際的発症水準

福島県が行なっている甲状腺検査で、二〇一三年二月の時点で一八歳以下の三人の子どもが甲状腺がんと診断されています。そして甲状腺がんの診断がくだるたびに、いろいろな説明が飛び出します。二〇一二年一一月に初めて一人が診断された時は、「チェルノブイリでは四年目から発症している。これは原発事故の影響とは言えない」

そして、二〇一三年二月に新たに二人が診断された時は、

「検査機器の性能が良くなったため、もともとあったものが見つかった」

どちらからも伝わってくる共通のメッセージは、「原発事故とは関係ない」ということです。二〇一二年のコメントが誤りであることは、本書を読まれている皆さんなら、もうおわかりですね。でも、二〇一三年のコメントについては、もしかしたら、本当にそうなのかもしれません。ただ、仮にそうだとすると、この二人に見つかった甲状

腺がんは、自然発生的なものだということになります。しかし、それでは困ったことになるのです。

今回見つかったのは平成二三年度の甲状腺検査なので、対象者は福島県内の一三市町村、三万八一一四人です（表4＝81ページ）。このうち二人、いえ、最初の一人も、コメントは間違っていますが「原発事故とは関係ない」と言っているので加えましょう。そうすると、つまり、三万八一一四人のうち三人に自然発生的小児甲状腺がんが見つかったことになり、これまで一〇〇万人に一～二人と言われていた、小児甲状腺がんの国際的発症率の通説自体が大きく崩れてしまうのです。

つまり福島で検診したのは約四万人で、そのうちすでに三人発見され、かなり疑わしいとされている七人のうち一人でもがんと診断されれば、発症率は一万人に一人です。一〇〇万人に一～二人だった通説が一気に一万人に一人となることなど、まずあり得ません。今後、五～一〇年後にさらに何らかの影響が出た場合に、国内で大きな問題になることは言うまでもなく、海外からも異議が唱えられるでしょう。

私としては、やはり、原発事故後に大量の放射性ヨウ素が飛散し、これを多量に体内に取り込んだ子どもたちが多いのではないかと考えざるを得ません。

なお、茨城県東海村でも六〇〇〇人の子どもを対象に甲状腺検査が行なわれていて、二〇一三年三月、一～六歳の四一〇人が終わった時点で、二人に五・一ミリ以上の結節や二センチを超える嚢胞が見つかり、「要精密検査」になったという報道がありました。その記事を読んだら、また次のようなことが書かれてありました。

> 検査の評価に関わった乳腺や甲状腺が専門の原尚人・筑波大教授は「精密検査をしてもがん（の発見）は非常に少ない。基準を超えたので、医療機関で一度チェックして、という意味合いだ」と説明。また、チェルノブイリ原発事故では、4、5年後に甲状腺がんが見つかったことも踏まえ、「原発事故の影響は考えにくい」とし、「現時点で住民に不安を与える結果は出ていない」と強調した。
>
> ※（　）内の補足は原文通り。傍線著者
>
> （『読売新聞』二〇一三年三月二九日掲載）

「八〇パーセントの疑い」とは

二〇一二年二月に公表された福島県の甲状腺検査結果では、「七人が八〇パーセント（甲状腺がんの）疑いがある」ということでした。この「八〇パーセント」という数字について、実は八〇パーセントではなくて、「九〇パーセント」である、と説明された資料を最近目にしました。その資料というのは、岡山大学大学院の津田敏秀教授が「福島県での甲状腺がん検診の結果に関する考察」と題して執筆されたものです。

そもそもこの八〇パーセントという数字を福島県立医科大学が出したのは、「細胞診（病理細胞診断）では一〇パーセントの偽陽性《ぎようせい》、一〇パーセントの偽陰性《ぎいんせい》があり、確定診断とはならない」というのが根拠です。「偽陽性」というのは検査の結果がんではないのに陽性と出ること、「偽陰性」というのは、がんなのに陰性と出ることです。

つまり、この七人については細胞診がすでに行なわれていて、「腫瘍病変があり、きわめてがんに近い」という診断です。しかし同病院ではこの診断に偽陽性と偽陰性の出る確率が一〇パーセントずつあるため、一〇〇パーセントの診断には至らない。それでその分の二〇パーセントを引いて、「八〇パーセントの疑い」としたわけです。

ここで津田教授が指摘するのが、「七人とも陽性なのだから、偽陰性は含まれていない。だから引くのは偽陽性の一〇パーセントだけでよい」ということです。まったくその通りです。それでこの七人のがんの疑い、すなわち陽性反応的中割合（細胞診で陽性の人が本当にがんである割合）は九〇パーセントになるわけです。したがって、がん発症者の予想数を計算してみると、七人×〇・九＝六・三人。

六人を超えているので、確率的には疑わしいとされた七人全員が、がんである可能性が高いということです。となると、三人ではなくて一〇人になるのだろうか……。「三人ではなくて一〇人」と考えていたのは、福島県「県民健康管理調査」検討委員会の座長を務めていた山下俊一教授も同じだったようです。山下教授は、この検査結果に関する会見を終えた後、福島第一原発事故からちょうど二年の二〇一三年三月一一日に、NCRP（米国放射線防護・測定審議会）の年次総会で記念講演を行ないました。図14（114ページ）は、その際に使用したスライドの一枚です。日本における甲状腺がんの発症率を示したグラフなのですが、左下あたりの「現段階の福島」というところを見てください。発症数が「10人」となっています。

いま、甲状腺専門医としての経験から私が思うのは、疑いがあるとされたままでいる七人の子どもたちを、早く治療してあげてほしいということです。先ほども書きましたが、「疑いがある」というのは、「きわめてがんに近い」という診断です。私が担当医であれば、早期に手術すべきと判断するケースだと言えます。

　繰り返しますが、いま行なわれている甲状腺検査の第一の目的は、早期発見・早期治療であるはずです。何よりも守るべきものは、子どもたちの命なのですから。

図14　山下俊一教授が米国で発表した資料

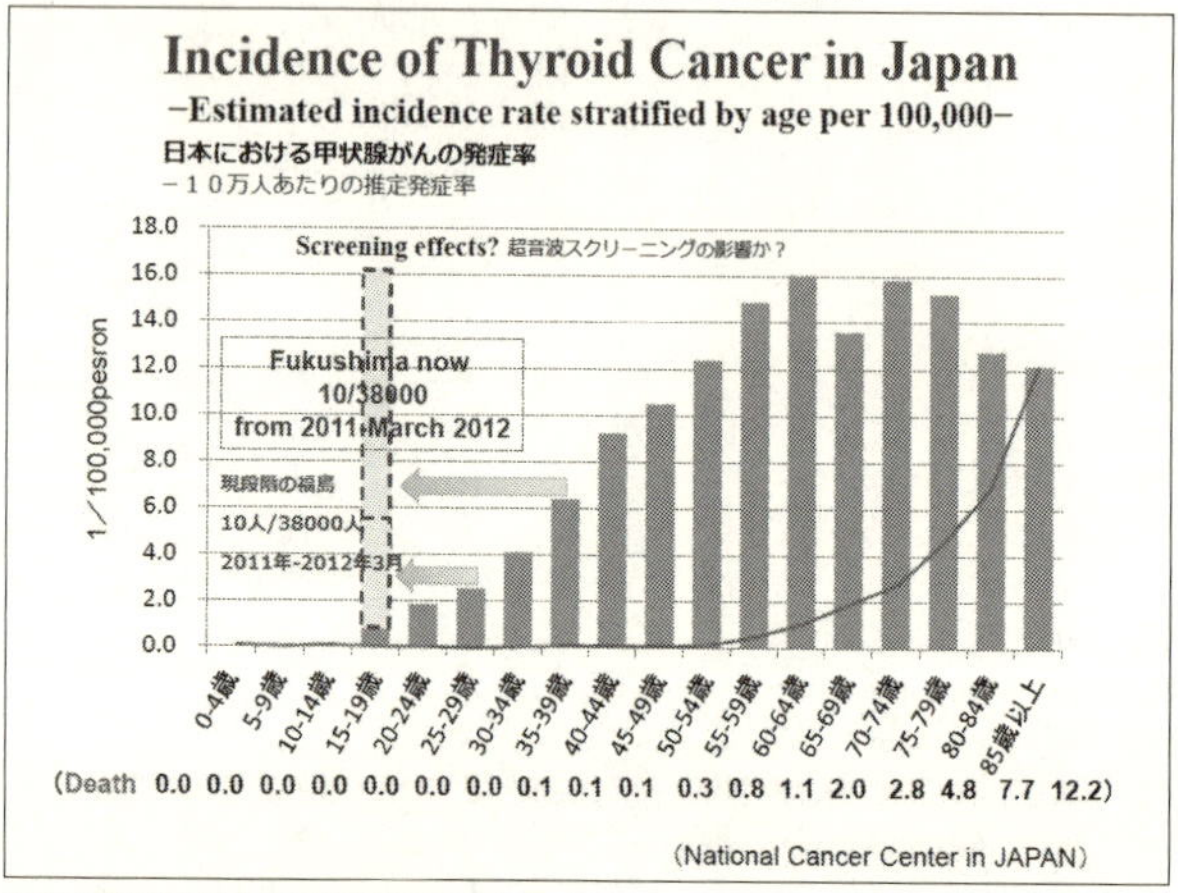

出典：内部被ばくを考える市民研究会HP「山下俊一氏アメリカNCRP講演「福島では10人が小児甲状腺がん 2013年3月11日」

どうして学ぼうとしないのか

日本政府は二〇一二年の四月にウクライナと、一二月にはベラルーシと、それぞれ「原発事故協力協定」を締結しました。事故から約一年後という、いつもながらに遅い決定でしたが、それを知って私は、「やっとか」と、胸をなでおろすような思いでした。ところが、その後何の動きも見えてきません。「締結してから現地に行っているのかな?」、「どこまでそういうことをやっているのかな?」と考えてみれば、報告書が一回も出ていません。だから、あまり積極的に取り組んではいないと思うのです。

そうこうしているうちに、「二六年前のチェルノブイリの原発事故といまの福島の原発事故とは状況が違うから参考にならない」という声が聞こえてくるようになりました。でも、放射能汚染対策は、根本的に違わない。

私はどうも、日本は先進国というおごりがあって、〝ウクライナやベラルーシは遅れているから、あそこに聞いてもそんなに情報を得ることはできないだろう〟などと考えているのではないかと疑っています。フランスやドイツ、そしてアメリカなども、原発事故発生当初からチェルノブイリをケーススタディにして、一生懸命勉強していました。ポーランドの素晴らしい危機管理の対応については前に紹介した通りですが、どの国にも、自国の民を守らなければという真剣さがうかがえます。ところが、日本はこれだけ原発と地震の多い国でありながらも、福島第一原発事故の際、まるで危機管理がなっていなかったことが、いまだにわかっていないのです。それはやはり、チェルノブイリのことをあまり勉強していないからだと思います。

環境省の報道発表資料の中に、こんな一文を見つけました。

「このような大規模かつ精度の高い調査は世界初の試みであり、子どもでのう胞を認める頻度や、検査結果に生じうるばらつきについて、正確にはわかっておりません」

もうお気づきでしょうが、これは二〇一三年三月、福島県の甲状腺検査で主にA2判定を受けた方々の不安を解消しようとして環境省が実施した、福島県外三県での甲状腺検査結果の速報にある一文です。「大規模かつ精度の高い調査」とは福島県の甲状腺検査のことです。そしてこれが、世界初の試みだと書かれてあります。

これがもう違っているのです。やっぱり勉強していません。

実は同じような検査が、チェルノブイリでも事故の五～七年後に行なわれていたのです。実施したのは、前出の山下教授率いる研究チームです。検査対象は、チェルノブイリ原発周辺地域に住む原則すべての一〇歳以下の子ども、約五万人。その検査方法は、検査機器の精度の問題はあるかもしれませんが、福島県と同様、エコーによる診断です。そして細胞診を行なうかどうかの判定基準も同じで、五ミリより大きい結節であるかどうかです。この点から言えば、結節の質的診断は別として、実質性腫瘤（しこり）の存在診断がなされており、精度云々はあまり重要な意味を持たないのではないでしょうか。

その検査結果を福島県のデータと比較し

表9　原発事故後の小児甲状腺検診

	チェルノブイリ原発事故	福島第一原発事故
検診時期	事故の5〜7年後	事故の1年後
超音波検査所見 精査基準	径5mm超の病変	径5mm超の病変
検診者数	55,054人	38,114人
甲状腺がん罹患者数	4人	3人 （他に7人が疑いあり）
がん腫（結節）の直径	平均16mm※1	平均15mm※2

※1　Ito M, Yamashita S, Ashizawa K, Hara T, Namba H, Hoshi M, Shibata Y, Sekine I, Kotova L, Panasyuk G, Demidchick EP, Nagataki S. Histopathological characteristics of childfood thyroid cancer in Gomel, Belarus. Int J Cancer. 1996 Jan 3;65(1):29-33.
※2　「新たに2人甲状腺がん　県民健康管理調査」福島民報2013年2月14日
出典：山下俊一、長瀧重信他共著「チェルノブイリ周辺の子どもの甲状腺の病気」（『Thyroid』第5巻第5号、365〜368ページ、1995年）、福島県県民健康管理調査検討委員会報道（2013年2月13日）を参考に作成。

たのが表9（117ページ）です。

両者を並べて比べて見ると、甲状腺がんと診断された子どもの数も、がんの大きさもほぼ同じであることがわかります。そして、検診者数をがんと診断された子どもの数で割ってみると、チェルノブイリは約一万三七六四人に一人、福島は約一万二七〇五人に一人。チェルノブイリの事故後五〜七年というのは、甲状腺がん患者がピークに向かって急増している時期でした。そのペースを、福島は事故後一年で早くも追い抜いてしまったということです。

ただし、チェルノブイリの場合は、検査を開始した時期も検査をするスピードも遅かったため、結果として四年後、五年後から急増したようなデータになっただけという可能性もあります。チェルノブイリでも、早くから徹底した検査が実施されていれば、違った結果になっていたかもしれません。そういう意味では、日本の被害のほうが深刻であるとは一概に言えないでしょう。

でもこれは、三人だったらの話です。一〇人となると話は違ってきます。一〇人なら、三八一一人に一人、一〇〇万人に二六二人です。これを一〇〇万人に一〜二人という国際水準と比較すると一三一〜二六二倍となり、ベラルーシで最も汚染度の高いゴメリ州のピーク時と同じか、それを大きく上回る被害の大きさということになります（図10＝92ページ）。まだ一〇人と確定したわけではありませんが、たとえ三人であったとしても、がんの大きさや発症数で見れば、いまのところ、チェルノブイリと大変似通っています。

福島第一原発事故から二年、〝日本は進んでいる〟とおごり高ぶってきた結果がこれです。少なくともこの先の未来を変えられるよう、日本政府はもっと謙虚に学ぼうとする姿勢を持つ必要があると思うのです。

早期発見・早期治療に向けて検査体制の充実を

原発事故による放射能汚染が起こってしまった以上、甲状腺がんはいまとなっては防げませんから、後は早期発見をし、直ちに外科的治療を行なうようにするしかないと思っています。甲状腺がんは、前章でも触れたように、進行が遅くて転移が少ないがんであると一般に考えられていますが、ベラルーシでは一九八六〜一九九七年に小児甲状腺がんを発症した一五歳未満の患者五七〇人のうち、半数以上の三八五人にリンパ節転移が見られ、一六・五パーセントにあたる九四人が肺に転移していました。肺への転移は六人に一人の割合です(図15)。ですから、早い段階で見つけて治療すれば絶対大丈夫、と私自身は言えませんが、そうしてください、ということを申し上げています。早期に発見して早期に治療するためには、国が責任を持って検査体制を整え、長期にわたって追跡することが不可欠です。現在も甲状腺検査は行なわれていますが、検査頻度や検査方法、そして人員の配置等々、より精度を上げて速やかに実施す

図15 甲状腺がんの転移(1986〜1997年)

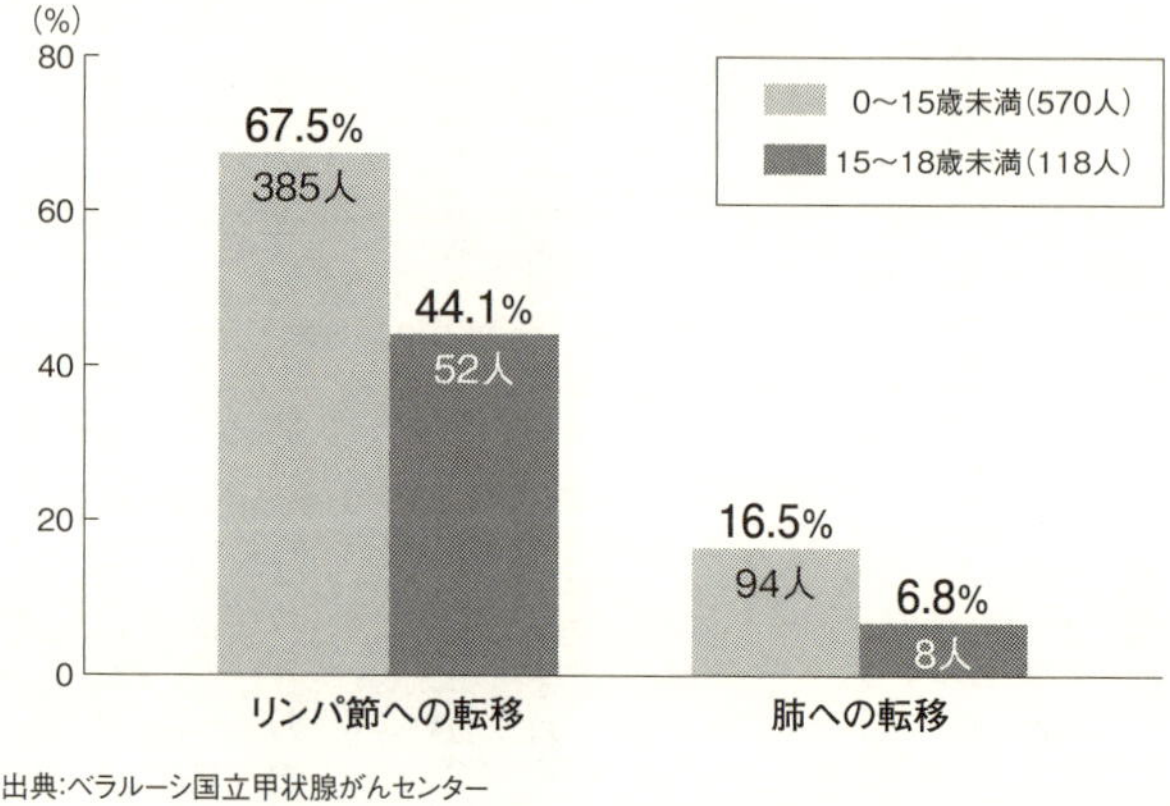

出典:ベラルーシ国立甲状腺がんセンター

るためには、まだいろいろな面で改善していく必要がありそうです。

ベラルーシでは事故から二七年経った現在でも、汚染地域に住む六〜一七歳の子どもたちに年二回、一八歳以上の住民に年一回の無料健康診断を行なっています。そして子どもたちは年に一、二回、国の費用負担で保養に出かけることができます。復興庁も原子力発電所の処理ばかりに目を向けるのではなく、被災した方々の現状をしっかり理解して、健康面も含めたきめ細かなケアに取り組んでもらいたいと思います。

また、医学的立場で言えば、子どもに対する甲状腺の超音波検査というのは、その解析に労力を要します。こうした疫学的な検査をやったとしても、平時に行なった検査のデータがなければ、数値による比較ができません。事故による影響がどの程度なのか、正確に見極めることは難しくなります。ですからいまなすべきは、事故以前の国内などにおける子どもの甲状腺超音波検査の資料——多分、数は少ないでしょうがあると思います——を収集し、比較検討を行なうことです。

必要であると考えられる資料や情報は、分野を問わずすべて公開し、検討できるようにしなければなりません。政府にとって不都合なデータであっても、遅れることとなく公表すべきです。実はベラルーシで被害が拡大した原因の一つに、こうした情報の非開示があったことは明らかです。それは国民の不信感を高めることにもなります。

とにかく、今後は低線量内部被曝が及ぼす健康被害問題をしっかりと見ていかなくてはなりません。そして子どもたちには、せめて半年に一回程度の無料検診を受けさせてあげたい。たとえ異常が見つかっても、早期であれば対応は十分可能です。いまの決断が、まさに五年後、一〇年後の日本に大きな違いを生むことになるのです。

5　もう「チェルノブイリ・ネックレス」とは言わせない

L字型に刻まれた大きな創痕

甲状腺がんは早期に見つかりさえすれば、日本には世界最高レベルの医療技術やすぐれた施設があるので、適切かつ高度な治療を受けることができます。ここが、日本と当時のベラルーシで大きく違うところです。

ここで少し、私がかつてベラルーシに滞在していた頃のことをお話ししたいと思います。私がベラルーシを訪れるようになったのは、日本チェルノブイリ連帯基金という民間のボランティア団体の活動に参加したことがきっかけでした。この団体は、チェルノブイリ原発事故後に現地で白血病の調査を行なっていました。

当時私は信州大学附属病院の医師として働いていました。専門は甲状腺外科です。ですから、この活動を知った私は〝白血病が出ているのなら、甲状腺がんも出ているに違いない〟と考えて協力を申し出たのです。そして事故後五年目の一九九一年三月、大学病院に二週間の休みをもらい、初めてベラルーシを訪問しました。

訪れた現地の病院で、私は立ち尽くしました。病棟で数多く見られる甲状腺がんの患者たち。しかも、その多くが子どもでした。そして目にしたのが、白くて細い首に、耳元から大きく刻まれたL字型の手術痕《こん》です。衝撃が走りました。日本ではもう遠の昔に行なわれなくなった首を大きく切り開く旧式の手術が、ここではまだ行なわれていたのです。それもこんなに小さい子どもたちに。私たちが当時大学病院でめざしていたのは、美容的観点からできるだけ創《そう》のきれいな甲状腺がん手術を行なうことでした。ただ腫瘍を摘出すればよいというのではなく、患者の将来をも配慮して手術を行なうことが、人の体にメスを入れる外科医の務めだと考えていたからです。

私は憤《いきどお》りを覚えました。目の前で刻まれていく一生消えないすさまじい創痕《そうこん》。それも、子どもたちに罪のない原発事故のせいで――。その忍びなさと理不尽さにどうしようもない怒りが込み上げ、「これは何とかしなければ」という、一歩も後へは退けないような強固な思いに駆られたのです。せめて日本の子どもと同じ医療を受けさせてやりたい。そんな切なる思いから、私は良質でよりきれいな切開創による手術法を現地の医師たちに伝えるべく、ベラルーシに長期滞在する決意をしました。そして、

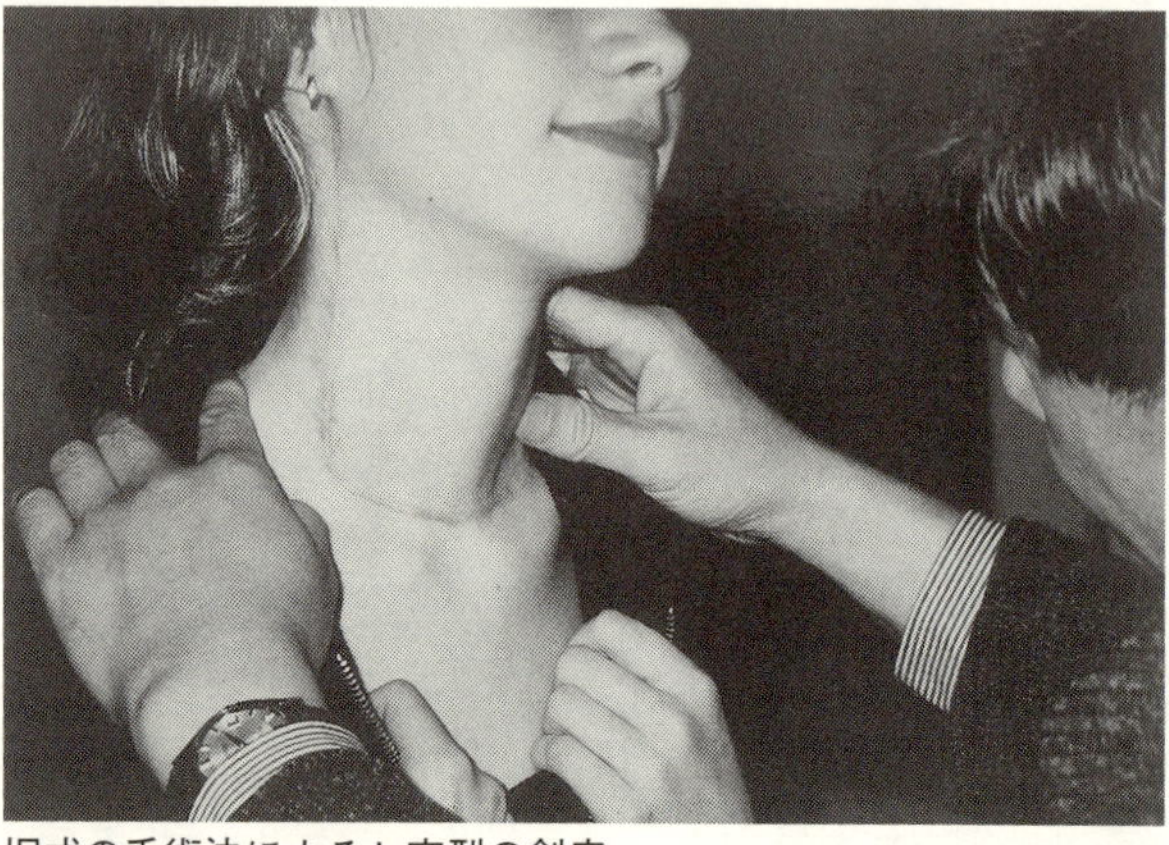
旧式の手術法によるＬ字型の創痕

それはまた私にとって、患者と向き合う機会を十分持てなかった大学病院での勤務に終止符を打ち、医師としての自分の生き方を軌道修正する転機でもありました。

劣悪な医療環境

一九九六年一月二二日、私はベラルーシの首都ミンスクにある国立甲状腺がんセンターで、無給で働き始めました。生活費は退職金でまかなうことにしていました。最初に見学したのは、最上級医の執刀《しっとう》による甲状腺がんの手術です。このセンターには、国内ではトップレベルの甲状腺専門医が集まっており、なかでも彼は実績を積んだ外科医だというので、まずはその腕前をしっかり見ておきたいと思ったのです。

患者は高度汚染地域より紹介されてきた一七歳の少年で、診断は進行甲状腺がん。リンパ節への転移が認められるケースです。見ていた私は、手術開始と同時に強烈なパンチを食らいました。耳の下から首にかけて、L字型の大きな切開創！　国内トップレベルの病院において、このような方法の手術が行なわれていたのです。

私は古参《こさん》の医師は別として、少なくとも若い外科医たちにはこのような切開創をできるだけ使用しないよう、しっかり話し合っていこうと決意しました。

そして間もなく気がついたのが、初回に手術してから短期間で再手術をする症例が多いことです。ある患者の場合は、一九九五年の一月に最初の手術をして、五月に二回目の手術、そして一九九六年三月に三回目の手術。一年数か月の間に三度の手術とはどういうことなのか？　一つはがんが発見された時、すでにかなり進行していて度重なる手術を必要としたことが推測されます。もちろんこれは、手術の技術的な問題とも深く関係していますが。そして、もう一つの可能性として考えられるのが、初回の手術が不十分で、取り残しがあったことです。

もう一つ驚くことがありました。それは、手術が突如として延期されたり中止されたりするのです。患者のコンディションによるものではありません。病院側の都合です。例えば、前の手術の時間が長引いて、その後の手術が勤務時間内に終わらなさそうだと思うと、後の手術を中止します。時間外労働をしても給与が加算されないからです。また、手術の際、執刀医や助手に器具を手渡す役目の看護師が急病で休んだ時には、その日予定されていた手術がすべて中止になります。人員が足りないので、代わりを務める看護師がいないのです。

　このセンターは国営なので、職員の給与を含め、すべての経費が国から支給されます。しかし、ベラルーシは旧ソ連邦から独立して以来、インフレなどの経済不況に陥っており、十分な運営経費が支給されていないのです。そして、ただでさえ少ないのに、その支給額が診療実績で決められるため、このセンターのように外科治療を主体とする病院では、支給額が減らされないように手術件数をできるだけ増やさなければなりません。そのためには、個々の手術を短時間で済ませ、質よりも数で勝負することになります。そのような事情があって、再手術をしなければならない不完全な手術が、日々ベルトコンベヤー式に行なわれていたのです。患者の医療費は無料です。だから、何回手術をすることになっても我慢《がまん》せよ、とでもいうのでしょうか。国家経済の破たんが「医の良心」を蝕《むしば》んでいるとしか言いようがありません。

　最低限の手術器具や医療機器も不足しています。メス、ハサミ、ピンセット、鉗子《かんし》、縫合針《ほうごうしん》など、数え上げたらきりがないですが、その多くが二〇年以上も使い古した不良品になっています。それにガーゼを固定する絆創膏《ばんそうこう》は、手術を受ける患者が自分で用意することになっています。大型機器ともなればなおさらで、その欠陥は語りようがありません。しばしば故障する電気メス、術中に下がってきてしまう手術台、暗い照明灯……。手術で使うものが、それぞれの機能を確実に発揮できない場合、術中に致命的な事故が発生する可能性もあるのです。

そして、何にもまして気が滅入《めい》るのは、チェルノブイリ原発事故の影響を受けた多くの子どもたちが、このような劣悪な医療環境で、連日理不尽な手術を受けていることです。全身麻酔で眠っているので、何も知らないでいるのでしょうが。

手術台の上で子どもたちは

一九九六年一月三一日、一二歳のオリガは二回目の手術を受けるために手術室の中に入ってきました。美しく碧《あお》く澄んだ瞳の彼女が、黙ったまま何かを観念したかのような面ざしで、音もたてず、そっと手術台に上がります。何とも忍びがたい光景です。この年齢でこの受難は、あまりにも過酷すぎるのではないでしょうか。

一般に、手術の回数を重ねれば重ねるほど、思わぬ合併症を起こす危険性が高まります。しかもオリガは初回の手術を受けたのがこの一月三日だといいます。まだひと月も経っていないのです。取り残しがあった可能性が十分考えられます。前回のあまり形のよくない手術痕が、まだ赤く痛々しく盛り上がっていました。私はどうか合併症だけは起きないようにとひたすら心の中で祈るばかりでした。

案の定、再手術は癒着《ゆちゃく》が強く、困難をきわめました。顎下部《がっかぶ》より前頸部《ぜんけいぶ》にかけて長く延びる創面《そうめん》からおびただしい量の鮮血《せんけつ》がとどまるところを知らず、術野《じゅつや》に流れ落ちました。私は思わず目をそむけました。出血はできるだけ抑えるべきなのに、いちいち気にしていては時間のロスにつながるとでもいうのでしょうか。いったいこのような、あってはならない光景を誰に伝えるべきなのか。無性《むしょう》に腹が立ちました。私は憤怒《ふんど》の形相《ぎょうそう》で、この手術の一部始終を見守っていました。

一九九六年九月二三日、一二歳のエレーナが手術台に上がった後、突然我慢しきれなくなって、小さく肩をふるわせて泣き出しました。声を立てないように一生懸命こらえています。そのいじらしい姿に、「大きな声で思いっきり泣いても構わないんだよ」

と言ってあげたくなりました。

この少し前に手術した一四歳のアリョーナは、その当日、手術室の入り口の椅子《いす》に腰かけて、自分の順番を待ちながら看護師と笑顔で話をしていました。そして名前が呼ばれると、しっかりした足取りで手術室に入ってきて、指示に従いベッドの上に仰向けになりました。点滴の針が刺される時も、にこやかな顔つきで耐えています。

すべての準備が整い、麻酔医が、「さあ、それでは始めるよ」と語りかけると、アリョーナは小さくうなずきました。しかしその瞬間、突然目頭《めがしら》がすーっと赤くなったのです。そして二、三度瞬《まばた》いた後、水晶のよ

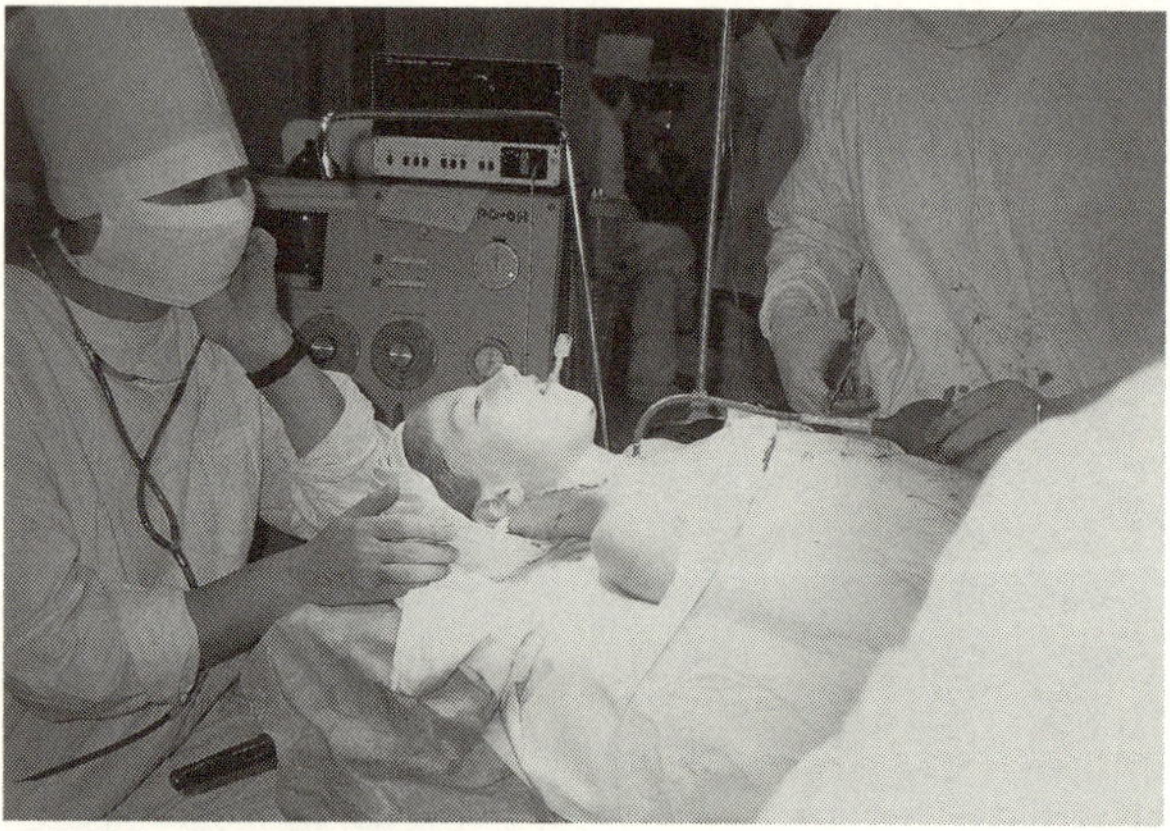
甲状腺がんの手術を受ける少女

うに澄んだ涙のしずくが、両の目から一粒ずつポロッと流れ落ちました。そして一瞬だけ、哀愁《あいしゅう》を帯《お》びた、一四歳とは思えないきれいな笑顔を見せたのです。泣きたい気持ちをじっとこらえているのが、その場に居合わせた私には痛いほど伝わってきました。全身麻酔のかかったアリョーナは静かに眠り、ほどなくして彼女の透き通るような白い首にメスが入りました。

こんなやり場のない光景が、果たしてこれからいつまで続くのだろうかと考えると、暗澹《あんたん》たる気持ちになりました。数日前の術前回診の時は、あんなに笑顔を見せていたのに……。エレーナやアリョーナばかりでなく、手術台に上がると多くの子どもたちがこのような姿を見せます。これもやはり、必死で悲しみに耐えている光景なのでしょうか。

同じ頃、もう一つ悲しい出来事がありました。

七歳のリョーバという男の子は、進行性甲状腺がんで、首の両側にあるたくさんのリンパ節が腫れていました。彼はチェルノブイリ原発事故後に比較的汚染度の低いミンスクで生まれているので、事故との関連性はよくわかっていません。入院中は他の子どもたちと仲よく遊び、元気そうに動き回っていました。入院患者たちの間でも人気者だったようです。体は小さくても愛くるしい青い目をした人なつこい少年でした。

手術当日は、少し不安そうな目つきで椅子に座っていましたが、名前を呼ばれると一人で手術台に上がりました。そしてリョーバはこの時初めて、何か恐ろしいことが起こるのではないかという表情を見せて、ベッドの上からあちこち見回していました。点滴の針を見たとたん、小さな手の平で両目をこすりながら泣きじゃくり始めました。

看護師が、

「点滴だけは我慢しなさい」

と諭《さと》すと泣くのをやめて、

「一回だけだよね。本当に一回だよ」

と、母親に甘えるような表情で、看護師の動作を目で追いました。注射針が皮膚を貫《つらぬ》く瞬間、こぶしを固く握りしめ、ぎゅうっと目をつぶって耐えました。約束通り一回で点滴操作が終了すると、それはうれしそうに顔いっぱいに笑顔を浮かべていました。

医師や看護師に取り囲まれて注射をするというのは、七歳の子どもにとっては敵に包囲されたも同然、絶体絶命の場面なのです。

両耳の下から前頸部にまたがって大きくU字型に、リョーバの細い首にメスが入りました。予想通り、手術には時間がかかりました。しかし特に問題もなく無事終了。術後は、重症患者管理室で経過を観察することになりました。

帰室後より軽度の呼吸異常を認めましたが、管理室の医師たちは特別な処置は必要ないと判断し、対症療法で様子を見ることに。ところが、夜半から呼吸困難がひどくなったのです。翌日の土曜日に担当医が呼び出されて、緊急の気管切開が行なわれました。しかし、タイミングが遅すぎたようです。リョーバは二度とその目を覚ましてはくれませんでした。脳に異常をきたし、肺炎も併発し、気管切開から二日後に専門の医療施設に搬送されましたが、術後三週間目、リョーバの幼い命は永遠のかなたに悲しく葬り去られました。

「一回だけだよね。本当に一回だよ」

そう言ってリョーバは点滴を我慢した。あの時、目にいっぱい涙をためながら真剣なまなざしで哀願した彼が、あまりにもかわいそうでなりません。リョーバの在りし日のあの声が、あの仕草《しぐさ》が、いまも昨日のことのように思い出されるのです。

若い医師を育てるために

のどを大きく切り開く手術手技は、外科医とすれば確かに手術操作がやりやすい。しかし考えてあげなければいけないのは、それを受けた患者さんの気持ちです。手術が終わった後に、何と思うか。特に思春期の子どもたちにとっては大きな痛手になります。私は、退院して母親と一緒にとぼとぼと帰って行く子どもの後ろ姿を窓の外に見てやりきれなくなり、若い医師に尋ねました。

「あなた方は、医学書を買って読んだり、学会に参加して勉強したりしないのですか？」

するど、即座に次のような答えが返ってきました。

「そうしなければならないのは、私たちもわかっています。でも、そんな余裕はありません。私の一か月の給料、いくらだと思いますか？　一〇〇ドルにもならないんですよ。家計を維持していくだけで精一杯なんです」

他の医師たちも皆、黙ってうなずきました。

給料だけでは足りず、病院での仕事が終わってからドライバーをやったり、カジノでアルバイトをしたりする人もいると言います。

国際学会に参加する際の登録費だけでも、少なくとも一人五〇〇ドルはかかります。確かに生活の基盤がこのような状態であれば、海外の新しい医学情報を手軽に入手することなどできないでしょう。ミンスク市内には医学図書館もありますが、センターからはバスを乗り継いで行かなければならないため、一日のきつい仕事の後に通うのは大変です。やはり各医療施設の中に、小さくてもよいから、最低限の医学雑誌などをそろえた図書室が配備されるべきでしょう。

さらに、ベラルーシでは国内の医学会や臨床研究会がきわめて少ないようです。その理由を聞いてみると、「指導的立場にある上級医の一部が、若い医師たちの教育に無関心であったり、さらには教えたりすることを望んでいない。そのわけは、自らの所有する医学知識を自分だけで維持することにより、己の地位の保全を確たるものにするらしい」との返答。まさに共産主義時代の愚劣《ぐれつ》きわまる習慣が、いまも厳然として続いているのです。これでは、若い医師が学ぼうにも学べません。

もどかしさは感じましたが、私がそれ以上何を言っても反感を買うだけです。私は口をつぐんで、彼らが動き出すのを待つことにしました。それまでの間は黙って、自分の有する技術を、メスを握って示すしかない――。

〝あせらず、気負わず、地道に、そして自分のできる範囲で〟

一九九六年二月二二日、センターに来て一か月が経った頃、がんセンターの総長の依頼により執刀許可がおりました。患者は二一歳の青年です。まず首のしわに沿って一本の細い線を描き、次いでその弧状の線に沿ってメスを入れる……。創を目立たせない、日本式のスタイルで甲状腺切除手術を行ないました。

その後、このような手術方法に関心を持った若手の医師たちが私のアパートを訪れるようになり、定期的な勉強会がスタートしたのです。勉強会では、文献や自分の手術ビデオを見せて小講義をしたり、創を目立たせないように縫合する方法を説明したりしました。そして、私が執刀する手術に彼らが助手として参加したり、私が彼らの助手を務めたり。

勉強会に参加する人数は回を重ねるごとに増えて、若い医師たちの甲状腺切除手術の技術が格段にアップしていきました。彼らは、置かれた環境が許さなかっただけで、皆、国際水準の医学情報と技術を渇望《かつぼう》していたのです。

この時私のもとで学んだ若い医師たちは、現在、その医療技術をもって、医師を養成する国立医学アカデミーや国立甲状腺がんセンターのトップとして、ベラルーシの医学界をけん引しています。甲状腺切除手術も、いまはほとんどのケースが日本式で行なわれているとのこと。一国の医療の変革に寄与したことに万感の思いがします。

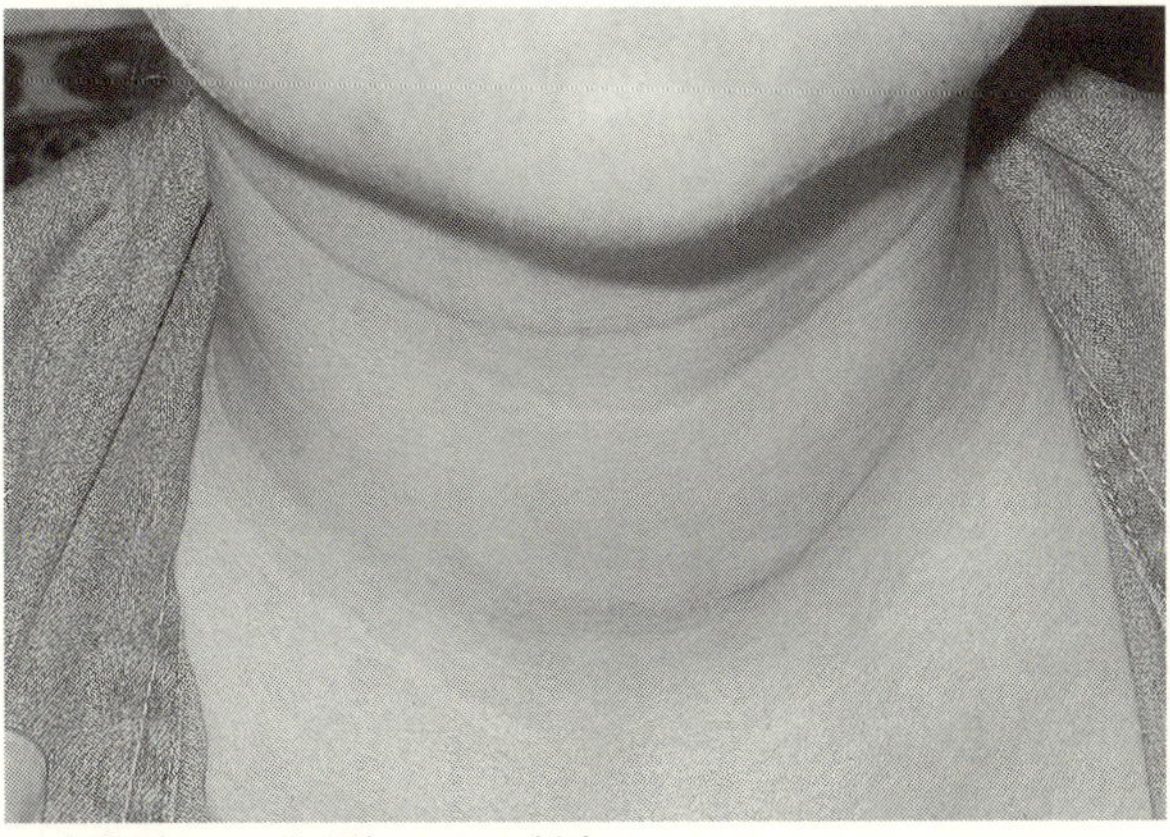

日本式（カラー切開）による創痕

甲状腺がんを手術した子どもたちのその後

私はベラルーシで甲状腺がん切除手術の術法を教えるだけでなく、現地の医師と共に、汚染地域に戻った術後の子どもたちの家庭訪問検診も行なっていました。

甲状腺がんの手術を終えて退院していった子どもたちとその両親は、再発するのではないか、また何か別の病気になるのではないかという不安を抱えながら生活しています。また、成長するにつれて、さまざまな悩みも出てきます。

ここでその記録の一部を紹介します。

■ターニャ（一三歳・ゴメリ州）　被曝年齢／一一か月

「学校生活はどう？」

「薬はちゃんと飲んでる？」

私はターニャにいくつかの質問をしました。甲状腺がんの手術で甲状腺を切除してしまうと、一生ホルモン剤を飲み続けなければなりません。手術してから八か月。彼女の表情は明るく、薬も毎日飲んでおり、特に大きな問題はなさそうでした。

ターニャは生後一一か月の時、祖父母が住む原発から五〇キロメートルしか離れていないゴメリ州ホイニキ地区の村で被曝しました。実家のジャガイモの植えつけの手伝いをしようと、母親が彼女を連れて行った先での事故でした。事故当時、ターニャはよちよち歩きを始めたばかりで、広大な畑のすみっこで春の陽ざしをいっぱいに浴びながら無邪気に遊んでいました。しかし、この村は事故から数か月後、政府の命令で直ちに埋められ、地図の上からも消されてしまいました。それほど高度に汚染されていたのです。

もちろんこの時、原発史上最悪の爆発事故が起こったなどということは、村人の誰一人として知りませんでした。それでも彼女の母親は、娘に甲状腺がんが見つかってからというもの、「私がターニャの人生をめちゃくちゃにしてしまった、取り返しのつかないことをしてしまった」と、ずっと自分を責め続けているのです。

その母親が、私の質問がひと通り終わると心配事を尋ねてきました。

「手術の創痕は少しずつ消えていくのでしょうか？」

「再発や転移の危険性はどうですか？」

「この子が結婚した時のことが心配です。妊娠中に薬を飲んでいても大丈夫なのでしょうか。胎児への影響はありませんか？　病気が遺伝することはないのですか？」

時折涙を見せながら、本当に心配そうな顔で語りかけてきます。

私は、この薬はホルモン剤なので妊娠中に飲んでいても問題がないことや、この病気に遺伝はないこと、手術の創痕も薄れていくこと、しかし再発や転移の可能性がないとは言い切れないことなどを、順にゆっくりと説明していきました。正直な答えを言いにくい、厳しい質問もありましたが、納得できるまでお話ししたつもりです。

母親の隣で聞いていた父親も、私の顔を食い入るように見つめていました。その姿に、ターニャが両親のあふれるような愛情のもとで成長していることがよくわかりました。

診察と相談が終わると、ターニャが私に、「日記をつけながら、時々私のことを思い出してください」と笑顔で言いながら、真新しい日記帳と時計つきのペンをプレゼントしてくれました。そして彼女は将来、医療関係の仕事に就きたい、できれば医師になりたいと言いました。私は必ず実現してほしいと願いつつ、ターニャの家を後にしました。

この三年後に訪問した時、ターニャは一六歳。高校を卒業し、医学部に進学するための受験勉強に励んでいました。

■アリョーナ（一二歳・モギリョフ州）　被曝年齢／一歳八か月

術後四か月の訪問です。両親は私たちの来訪を楽しみにしていてくれ、心からのもてなしを受けました。しかし、ひとたびアリョーナの病気の話になると、二人とも沈んだ面持ちになりました。

アリョーナは一歳八か月の時、ターニャと同じように、祖母の家でジャガイモの植えつけを手伝うという父親に連れられて行って被曝したのでした。事故当時は何も知らされませんでしたが、後でそこが一五〇キュリー（一キュリー＝三七〇億ベクレル）の高度汚染地であることがわかり、その村も先ほどのホイニキ地区と同様に埋葬されてしまいました。いまアリョーナの家族が住んでいる地域も、軽度ですが汚染されているため、両親は非汚染地への移住を真剣に考えているようでした。

碧い目を美しく輝かせた金髪の少女は「将来は通訳になりたい」と言いました。地区の学校長によれば、アリョーナは性格もよく、学業成績も申し分ないとのこと。ただ、彼女の首の赤く盛り上がった大きな創を見ると、何とも切なく胸が痛みます。

アリョーナは自分の正式な病名をまだ知らされていません。大人になった時、彼女はどう思うのか。もしこれが私の子であったらと考えると、悲しみと憤り以外の何物でもありません。

■ユーリャ（一一歳・ゴメリ州）　被曝年齢／三か月

ユーリャは事故当時、生後三か月。祖母の家で過ごしていました。その時、大量の放射性物質が降り注いでいたなどということは、もちろん誰も知るはずがありません。甲状腺がんが見つかった時は、すでに頸部のリンパ節に転移しており、比較的大きな手術が行なわれました。術後の経過は良好で、退院する日に私の部屋まで大きなチョコレートの箱を抱えて来てくれたのを覚えています。その際、母親も一緒に記念撮影をしたのですが、母親の顔は笑っていませんでした。それから半年経っての訪問です。母親は以前ほどではありませんが、やはり娘の将来について心配していました。特にユーリャが幼い頃に離婚をしているので、万が一ユーリャに異常が生じた場合は自分一人で面倒を見なければなりません。そのため、自分自身の健康についても人一倍気を配っていると語ってくれました。また、最近ユーリャは精神的に不安定で、時に感情的になって突然泣き出すことが多いとも話しました。

ユーリャは身体的には問題ありませんでしたが、マニキュアを塗《ぬ》ったり髪を赤く染《そ》めたりと、外見上の急な変身ぶりに驚きました。

「どうしたの？」と聞いたところ、彼女は、「将来、女優になりたいの」と、そっと教えてくれました。彼女が首の創のために、この夢をあきらめるような事態が起こらないようにと祈りました。

■カーチャ（一六歳・ゴメリ州）　被曝年齢／四歳

カーチャは術後三か月目。夏季休暇に入り、元気に毎日を過ごしている様子です。

彼女は手術の前日、ベラルーシの子どもたちにと日本から送られてきたプレゼントを見せた際、数種類の中から遠慮がちに小さな布袋を一つ選びました。そして退院する時には、「スパーシーバ・ボリショイ（大変ありがとうございました）」と笑みを浮かべて言いながら、手術のお礼にと、かわいい猫のぬいぐるみを私に手渡してくれたのでした。

学校生活について聞くと、特別問題はないと快活に答えてくれました。しかし、娘の傍らで心配そうに見ていた母親は言葉少なで、「できることならばベラルーシ以外の国に住みたいくらいです」と言ったきり、チェルノブイリ原発事故のことについては、あまり触れてほしくないという素振《そぶ》りを見せました。何か重苦しい雰囲気が漂い、カーチャが良好な状態であることを見届けた私は、早々に退散しました。手術した娘以上に母親が大きな痛手を受けていることを如実《にょじつ》に示した光景でした。

それから約一年半後、私はミンスクの国立甲状腺がんセンターを辞して、ゴメリ州立がんセンターで働いていました。いつものように手術室に出かけようとすると部屋のドアがノックされ、新しめの白衣に白い帽子をかぶった乙女《おとめ》が入ってきました。見かけない看護師なので誰だろうと考えていると、

「私、エカテリーナ（カーチャ）です」

と言います。驚いたのは言うまでもありません。彼女は高校卒業後に医療専門学校の看護学部に進学し、この病院に実習で来ていたのです。

「なぜ私がこの病院にいることがわかったの？」と尋ねると、「テレビや新聞で報道されたので」と笑顔で答えました。そして、「きれいな創痕にしてくれてありがとうございました。胸を張って人生を送っています」と力強く言ってくれました。

彼女も実習中で忙しいだろうに、その合間《あいま》をぬってわざわざ私を訪ねてくれた。その心が何ともうれしくて、私は足取りも軽く手術室へ急いだのでした。

■スベトラーナ（一八歳・ゴメリ州）　被曝年齢／六歳

手術から一年二か月後のこの訪問では、衝撃的な事実に遭遇しました。実はスベトラーナには四歳下の妹がいて、二人とも同じ時に手術をしたのですが、この日はさらに叔母の二人の娘たちも来ていて、その一人も甲状腺がんの手術をしているというのです。親戚四人の少女のうち、三人までもが甲状腺がんにかかっていたのです。このことに、同行していた現地の医師も、しばらく言葉を失っていました。

いまはそれぞれホルモン剤やその他の薬を内服しながら、表面的には何事もないかのように過ごしていますが、これから彼女たちに、さまざまな問題が生じる可能性があることは否定できません。彼女たちについては特に、定期的な巡回診察・相談の必要性があると強く感じました。

その四か月後、スベトラーナと母親がミンスクの病院まで私を訪ねてきました。一九九九年三月のことでした。スベトラーナが結婚することになり、それをわざわざ報告しに来てくれたのです。結婚式は七月に行なう予定とのこと。このうれしいニュースにひとしきり歓談した後、それまで晴れ晴れとしていた母親が、幾分心配そうな顔で尋ねました。

「本当に結婚しても大丈夫でしょうか」

私は即座に「カニエシュナ（もちろんです）」と答えました。するとスベトラーナはかすかな笑みを浮かべ、窓の外のはるかな空へと視線を移したのでした。一方、母親には、愛する娘への責任と、その行く末への不安が入り混じった複雑な思いが感じられました。そしてその年が改まった頃、スベトラーナに新しい命が宿りました。

「産んでもいいのでしょうか？」と相談されて、私は何と答えるべきか迷いました。しかし、その時思い出したのは、看護師になることをめざして堂々と力強く生きているカーチャの姿でした。

「産みなさい。私が全力でサポートします」

悩んだあげく、私はこう答えました。

二〇〇〇年八月二六日、スベトラーナは女の子を無事出産し、その子をナターシャと名づけました。検診したところ特に異常は見あたりません。「ようし、第一関門《かんもん》突破」——私は満面の笑顔で、思わず日本語でつぶやいていました。

ふっくらとした頰を横に向け、安心しきった表情で静かに眠るナターシャ。その聖なる眠りを見つめていると、別世界にでも連れて行かれたような錯覚《さっかく》に陥ります。私は一瞬とても厳《げん》

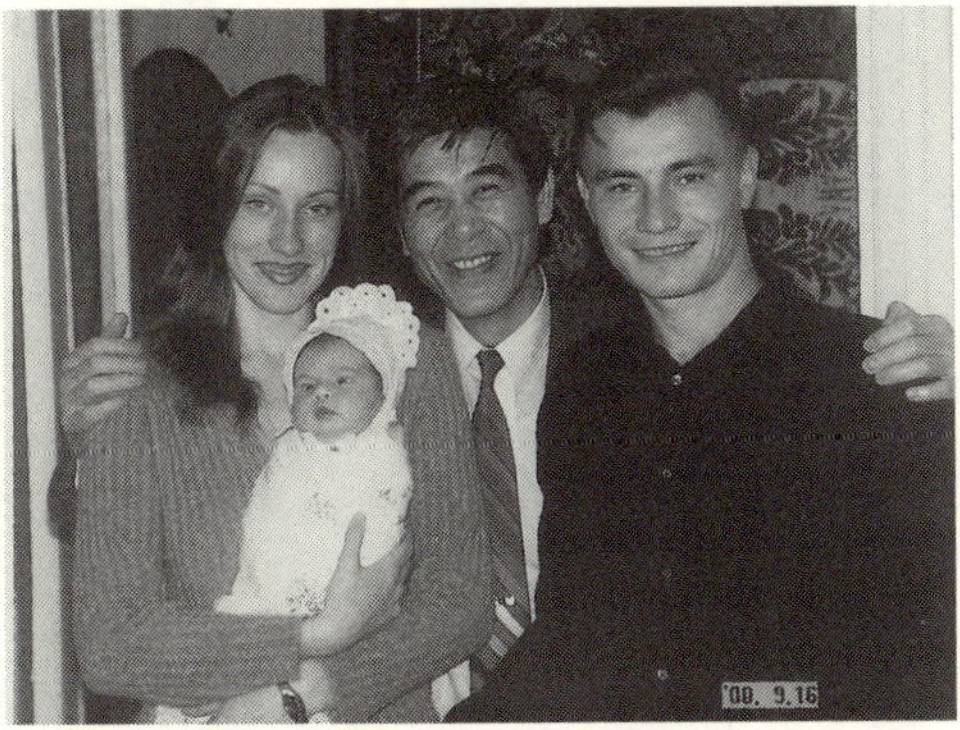

スベトラーナの家族とともに

粛《しゅく》な雰囲気に包まれ、この時初めて「スベトラーナは母親になったのだ」という実感がわいてきました。

このような場面にいつの日か居合わすことができたら、とずっと思い続けてきた、その悲願が達成されて、「うれしい」とか「よかった」などというありきたりの言葉では表現しきれないほどの感動を覚えました。


甲状腺がんの手術をした子どもたちは、皆、それぞれに夢や希望を持ち、上を向いて生きています。そして、多くの子どもたちが将来、医療関係の道に進みたいと希望しています。自ら痛みを知っているだけに、病者の気持ちを深く汲み取れる医療人になってくれるものと信じてやみません。甲状腺がんのハンディにも負けず、目的を持ち、未来に向かって歩み始めた子どもたちに精一杯の拍手を送りたいと思います。

一方で、子どもたちがどんなに成長しても、その先を常に案じているのが親たちです。いまはまだ大丈夫でも、いつ何が起こるかわからない。その不安と自責の念は、どれだけ時間が過ぎようとも消えるものではないのです。

健気《けなげ》に生きるこどもたち

甲状腺《こうじょうせん》の手術《しゅじゅつ》のために、がんセンターに入院しているこどもたちの一日は、とても長いものです。ときどき、ひとり寂《さび》しそうに黙《だま》りこくり、病室の窓から広がる空をぼうぜんと見上げているこどもの姿を見ることもあります。

しかしそんな彼らにも、心待ちにしているひとときがあります。それは、両親や兄弟姉妹、そしてなかよしの友だちとの面会《めんかい》の時間。病院は完全看護《かんぜんかんご》なので家族のつきそいも許《ゆる》されていませんが、夕方のこの時間だけは特別なのです。

――中略――

面会《めんかい》に来ている親たちが、悔《く》やんでも悔やみきれない思いを抱《かか》えていることを、ぼくは感じます。

あのとき、外で遊ばせなければ……。

あのとき、キノコを食べさせなければ……。

あのとき、イチゴをとりに森へ連れていかなければ……。

豊《ゆた》かな自然《しぜん》の中で生活しているベラルーシの人たちにとって、森のキノコやイチゴを収穫《しゅうかく》するのは、とても楽しくうれしいことです。こどもたちもみな、キノコやイチゴが大好きです。しかしキノコやイチゴは特に放射能《ほうしゃのう》の汚染がひどく、それを食べることは、本当はとても危険《きけん》なのです。しかし、見た目も味も何ひとつ事故前《じこまえ》と変わらないものを、「とってはいけない」と厳《きび》しく禁《きん》じていた親は、少ないのではないかと思います。

今となっては、いくら自分を責《せ》めたところで、どうにもならないとわかっていても、親たちは自分を責めつづけています。どこの国でもいつの時代でも、こどもを思う親の愛は、深く尊《とうと》いものです。

それにしても原発《げんぱつ》とは、ひとたび大きな事故を起こすと、地球《ちきゅう》に生きる人々をこれほどまでに苦しめつづけるのだという事実《じじつ》を、現地《げんち》に来てみて、ぼくはいやというほど教えられました。

（『ぼくとチェルノブイリのこどもたちの5年間』ポプラ社より抜粋）

第三章　甲状腺がんだけではない！
被曝によるさまざまな健康被害の実情

1　福島の現状が見えない

血液検査をしない、しても公表しない

いま福島県が行なっている検診で問題視されていることがもう一点あります。それは血液検査に関することです。問題は二つあって、一つは、事故当時一八歳以下だった子どもに対して行なわれている甲状腺検査に、甲状腺関係の血液検査が含まれていないこと。もう一つは、二〇一一年の事故後に行なわれた、避難区域の住民を主な対象とする健康診査における通常の血液検査の結果が、いまだ適切に公表されていないことです。

まず、甲状腺検査でホルモン等の血液検査を行なわない理由として、福島県立医科大学の担当医師は、「多くの場合、触診、超音波検査、穿刺《せんし》吸引細胞診でしこりの良悪性の診断が可能です」と説明しています。確かにそうかもしれません。しかし、これはあくまでも、甲状腺がんを発見するという意味においてです。

チェルノブイリ原発事故では、事故との因果関係が認められた疾病は小児甲状腺がんだけでした。そのため、どうしても甲状腺がんの早期発見に注力してしまうのかもしれませんが、甲状腺は成長等に関連するホルモンを分泌するだけに、子どもにとってはとても重要な器官です。したがって、この度のような放射線災害にかかわる系統的甲状腺検査においては、今後、長期的かつ広範な科学的検証を実施する立場からも、がんだけでなく機能異常や免疫学的状況の変化にも配慮する必要があるものと考えます。

例えば、甲状腺機能の低下が大量の放射性ヨウ素の作用によって発症することは医学的に明らかとなっています。放射性ヨウ素が甲状腺内に入れば、ホルモン合成細胞が破壊されるのですから、必然的に機能低下が見られることになります。そして甲状腺機能が低下すれば、特に成長が著しい乳幼児や、心身ともに大人へと成長する思春期の子どもたちにとっては、その成長を促すうえで大きな支障をきたすことになるのです。

少なくとも甲状腺機能の低下を初期の段階で検出するためには、ホルモン関連の血液検査をする必要があります。せっかく甲状腺検査を行なっているのですから、福島県「県民健康管理調査」検討委員会は、その名の示す通り、「健康を管理する」という本来の趣旨に立ち返って、検査内容を再検討されてはいかがでしょうか。

そしてもう一つの問題、平成二三（二〇一一）年度に避難区域の住民を主な対象に行なった血液検査の結果が、いまだ適切に公表されていない件についてです。福島県「県民健康管理調査」検討委員会は原発事故後、それまで実施されていた一般検診項目に「白血球分画等」を追加して健康診査を行なうことにしました。放射線の被曝により甲状腺がんが増える可能性があるのと同様、白血病の発症リスクが増大する可能性を考慮してのことです。

検討委員会はこの検査結果を、二〇一三年二月一三日になってようやく公表したのですが、その内容は、「白血球、好中球、リンパ球の減少が見られるものの、その減少の割合は、年齢区分や性別による大きな偏《かたよ》りがなかった」というのにとどまり、その減少数の割合と被曝線量との関係性についての質問に対しては、「専門委員会で検討するが、現段階で発表する予定はない」という返答でした。

なぜ、発表しないのでしょう？　そもそも白血球分画等を検査項目に追加した目的を考えれば、被曝線量との関係性は考察されているはずです。にもかかわらず発表しないというのは、〝何か公表しにくい傾向でも表れたのではないか――〟というのが大方の考えではないでしょうか。もちろん、そんなことが起こっていないことを願ってはおりますが。

検査結果の本質的な部分を公表しないとする内情はわかりませんが、福島の原発事故は国家の一大事です。こうした情報隠しの一つ一つが、国民の不信感を増すことにつながっているのです。どのような結果であれ、その結果を示すのが検査を行なった機関の義務であり、それを知ることが、国民の権利であると思うのです。

隠していては先へ進めない

いま私がとても心配しているのは、福島、ならびに首都圏を含む非常に多くの人々が、放射線の健康への影響に対して重大な関心事として心配しているにもかかわらず、そのことへの福島県と政府の対応がまったく不十分であることです。それが引き起こす事態は総じて、国民の自国の政府に対する不信感の増大です。現在でも信用は失墜しかけていますが、今後さらに不信が高まっていくことが予想されます。

これまで日本人は、押しなべて寛大だったように思いますが、ここにきて、政府や行政への不信はきわめて強いと感じています。事故が起きてからずっと、事故の実態や被害に関する事実を、時間が経ってから少しずつ公表しています。事態が明らかになることでパニックが広がるのを恐れているのでしょうが、実情では逆に不安が高まっています。

福島第一原発事故が起きてから、私はベラルーシ在住の知人からこんなことを言われました。

「もちろん残念ですが、今度の事故が日本で起こったからよかった」

どうしてかと聞くと、「チェルノブイリの場合には、中央政府からの情報は全部伏せられたから、私たちはこんなに被害を受けた。でも日本は情報公開が非常にしっかりしていて、国民にどんどんインフォメーションが伝わるから、こんなにひどくならないですね」と言うのです。

ところが実際には、政府から信頼できる情報が流れてこない。そのため日本の国民は、政府に対して相当不信感を募らせているようだ、ということが、いまは情報化社会ですからインターネットなどを見ればわかります。それで、「何だ、結局は同じなんですね」という話になったのです。そして、「大きな事故が起こったりすると、情報を公開すると言われていても実際は全然違うのですね」とも。

私はたとえ検査の結果が万一都合の悪い様相を呈《てい》したとしても、一方的に蓋《ふた》をするのではなく、やはり事実は事実として伝える必要があると思うのです。最初は皆、それを聞いてショックを受けるかもしれません。しかし、事実を知らされることによって、次に何をすべきか次善の策を考え、行動することができるのではないでしょうか。これはある意味、がんの告知に似ていると思います。

小児甲状腺がんが現時点で三人（もしくは一〇人）も発症しているということは、大局的に見れば、ヨウ素１３１だけの問題ではなく、セシウム１３７やストロンチウム90などによる健康への影響も併せて心配しなくてはならないということです。さまざまな放射性物質は混合してあちこちに飛散しているからです。そしてこれらの放射性物質は半減期が長いため、今後、長期にわたって多様な形で健康に影響を及ぼす可能性が高いと言えます。心配しなければならないのは、甲状腺がんだけではないのです。実際チェルノブイリでは、原発事故から二七年経ったいまも、甲状腺がんだけでなく、さまざまな病気や愁訴《しゅうそ》で苦しんでいる人々が多数存在しています。

福島の汚染地域に住む人たちは、いまも毎日のように放射線を浴びています。その影響は、必ずしもすぐに起こるというわけではありませんから、何も知らされないまま、もし一〇年後、二〇年後に病的異常として顕性《けんせい》化してくるようなことがあれば、それはまさに水俣病の問題と同じではないでしょうか。水俣病については、政府が隠蔽に隠蔽を重ね、結局何十年か経って非を認め、最後には莫大《ばくだい》な損害賠償問題に発展しました。そのような過ちを二度と繰り返してはいけないと思います。

いま必要なことは、現実をきちんと受け止め、国民に周知させることではないでしょうか。そうすれば、日本国内に分散しているより現実的かつ適切な見解と知恵が政府のもとに結集するのではないかと考えます。日本には、あらゆる分野において、実績や経験を積んだ優秀な人材がたくさんいます。このような国家の一大事に際し、失墜しかけた政府の信用を取り戻すためにも、その力をフルに活用するべきだと思うのです。

「患者調査」で福島県全域と宮城県の一部を除外

さて、厚生労働省は、三年に一回の割合で全国の病院に外来・入院患者の傷病や受診状況などを聞き取る「患者調査」を実施しています。この調査データからは、どんな傷病がいつ頃から増えて、どの年代に多いかといったことなどを知ることができます。この調査における傷病の大分類は表10（161ページ）に示した通りです。

どうでしょう。これだけ細かく分けて集計するのです。しかも二〇一一年は、前回の調査からちょうど三年目の年でした。調査するのは一〇月ですので、その結果を見れば、福島第一原発事故後にどんな傷病が増えているか、場合によっては思わぬ有力な疫学的情報が得られる可能性もあるでしょう。

ところがどうしたことか厚生労働省は、二〇一一年はこの患者調査を福島県全域と宮城県の一部の地域では行なわないと発表しました。実際、その調査結果を載せた統計表を見ると、下のほうに、「宮城県の石巻医療圏、気仙沼医療圏及び福島県を除いた数値である」と記載されています。

新たな調査ではありません。これまで行なってきた調査です。ましてや被災地の状況をチェックすることは重要な機会であり、むしろマンパワーを増強すれば何ら難しいことはないはずです。

それにもかかわらず、今回、福島県内と宮城県の一部で患者調査を行なわなかったことについて、その真意のほどはわかりませんが、私には、原発事故の被害状況を隠蔽する以前に、その現実から目をそむけたとも言える行為のように思えます。そしてここでもまた、国民に対して、政府が放射線災害と真剣に向き合おうという姿勢に欠く印象を与えてしまったのではないかと危惧しています。

とにかく、現状がわからないのでは対処のしようがありません。国民の不安をよそに、いま福島で何が起こっているのか、それを見えないように覆い隠さんばかりの政府の対応を見ていると、優先すべきポイントが間違っているのではないかと思わざるを得ません。

表10　厚生労働省「患者調査」における傷病の大分類

I 感染症及び寄生虫症	腸管感染症、結核、皮膚及び粘膜の病変を伴うウイルス疾患、真菌症、その他の感染症及び寄生虫症
II 新生物	悪性新生物（胃の悪性新生物、結腸及び直腸の悪性新生物、気管・気管支及び肺の悪性新生物、その他の悪性新生物）、良性新生物及びその他の新生物
III 血液及び造血器の疾患並びに免疫機構の障害	貧血、その他の血液及び造血器の疾患並びに免疫機構の障害
IV 内分泌、栄養及び代謝疾患	甲状腺障害、糖尿病、その他の内分泌、栄養及び代謝疾患
V 精神及び行動の障害	統合失調症・統合失調症型障害及び妄想性障害、気分［感情］障害（躁うつ病を含む）、神経症性障害・ストレス関連障害及び身体表現性障害、その他の精神及び行動の障害
VI 神経系の疾患	
VII 眼及び付属器の疾患	白内障、その他の眼及び付属器の疾患
VIII 耳及び乳様突起の疾患	外耳疾患、中耳炎、その他の中耳及び乳様突起の疾患、内耳疾患、その他の耳疾患
IX 循環器系の疾患	高血圧性疾患、心疾患（高血圧性のものを除く；虚血性心疾患、その他の心疾患）、脳血管疾患（脳梗塞、その他の脳血管疾患）、その他の循環器系の疾患
X 呼吸器系の疾患	急性上気道感染症、肺炎、急性気管支炎及び急性細気管支炎、気管支炎及び慢性閉塞性肺疾患、喘息、その他の呼吸器系の疾患
XI 消化器系の疾患	う蝕、歯肉炎及び歯周疾患、その他の歯及び歯の支持組織の障害、胃潰瘍及び十二指腸潰瘍、胃炎及び十二指腸炎、肝疾患、その他の消化器系の疾患
XII 皮膚及び皮下組織の疾患	
XIII 筋骨格系及び結合組織の疾患	炎症性多発性関節障害、脊柱障害、骨の密度及び構造の障害、その他の筋骨格系及び結合組織の疾患
XIV 腎尿路生殖器系の疾患	糸球体疾患・腎尿細管間質性疾患及び腎不全、乳房及び女性生殖器の疾患、その他の腎尿路生殖器系の疾患
XV 妊娠、分娩及び産じょく	流産、妊娠高血圧症候群、単胎自然分娩、その他の妊娠、分娩及び産じょく
XVI 周産期に発生した病態	
XVII 先天奇形,変形及び染色体異常	
XVIII 症状・徴候及び異常臨床所見・異常検査所見で他に分類されないもの	
XIX 損傷、中毒及びその他の外因の影響	骨折、その他の損傷、中毒及びその他の外因の影響
XXI 健康状態に影響を及ぼす要因及び保健サービスの利用	正常妊娠・産じょくの管理、歯の補てつ、その他の保健サービス

出典：厚生労働省「平成23年患者調査」の統計表を参考に作成。

2 明かされつつある放射線被曝の人体への影響

報告された動植物の異常

福島での人体における健康被害の実相が明らかにされない一方で、福島県内で捕獲・採取した動植物を被験体に、放射線被曝が生物に及ぼす影響を解明しようとする研究が進んでいます。以下に紹介するのは、二〇一三年三月、飯舘村放射能エコロジー研究会が主催したフォーラムで、四人の研究者が報告した内容です。

稲の遺伝子に異変

ラクワール教授〔筑波大大学院生命環境科学研究科、ランディープ・ラクワール教授〕は、つくば市内の研究所で育てた稲の苗を、福島第一原発から約40キロメートルに位置する飯舘村内の試験農場に持ち込んだうえで、放射線の外部被曝にさらされる屋外に置いた。そして生長が進んでいる根本から3番目の葉をサンプルとして採取し、ドライアイスを用いて冷凍保管したうえで、つくばに持ち帰った。その後、「半定量的RT-PCR法」と呼ばれる解析方法を用いて、特定の遺伝子の働きを観察したところ、――中略――「飯舘村の試験農場に到着してから初期（6時間後）に採取したサンプルでは①DNA損傷修復関連の遺伝子に、後期（72時間後）では②ストレス・防護反応関連の遺伝子に変化が認められた」

――中略――

大瀧准教授〔琉球大学理学部、大瀧丈二准教授〕らの調査は、日本国内にごく普通に見られる小型のチョウであるヤマトシジミを福島第一原発の周辺地域を含む東日本各地および放射能の影響がほとんどない沖縄県で採集し、外部被曝や内部被曝の実験を通じて生存率や形態異常の有無を調べたものだ。

飼育実験で被曝の影響を検証

捕獲した個体の子どもについて、「福島第一原発に近い地域ほど羽化までの日数が長くなる傾向が見られ、③成長遅延が起きていたことがわかった」（大瀧准

教授）。「④親に異常があった場合、子どもでも異常率が高くなる結果も出た」と
も大瀧准教授は語った。
—中略—
外部から放射線を照射した実験（外部被曝の検証）では、放射線を多く照射した個体ほど羽が小さくなる傾向が見られ、生存率が低くなっていた。また、汚染されたカタバミを幼虫に食べさせた内部被曝に関する実験でも、比較対照群である山口県宇部市の個体と比べて福島県内の個体で異常が多く見られ、⑤生存率も大幅に低くなっていた。—中略—「沖縄のエサを食べた個体と比べ、福島県内の個体は死に方でも明らかな異常が多く見られた」—中略—⑥さなぎの殻から抜けきれずに死んだり、成虫になっても羽が伸びきれない事例などショッキングな写真を紹介。

通常のウグイスなら、見たこともない「おでき」が…

石田准教授〔東京大学大学院農学生命科学研究科、石田健准教授〕らは、福

島県阿武隈高地の中でも特に放射線量が高く、現在、「帰還困難区域」に指定されている浪江町赤宇木地区（福島第一原発から約25キロメートル）で２０１１年８月に野生のウグイス４羽を捕獲したところ、「うち１羽から今までに私自身、ウグイスでは⑦見たこともないおできが見つかった」（石田准教授）。これまで３５０羽あまりを捕獲した経験のある石田准教授が驚くほどの病状で、このウグイスには血液原虫も寄生していた。また、捕獲したウグイスの羽毛を持ち帰って放射線量を測定したところ、セシウム１３４と１３７を合わせて最高で約53万ベクレル／キログラムもの汚染が判明した。

ニホンザルの白血球数が減少

羽山教授（日本獣医生命科学大学、羽山伸一教授）は、約３０００頭近くが生息する福島市内（福島第一原発から約60キロメートル）で―中略―11年４月から13年２月にかけて福島市内で捕獲された３９６頭のサルと、青森県で12年に捕獲された29頭を比較。土壌中のセシウムの量と筋肉中のセシウム濃度の関係を検証した。その結果、「土壌汚染レベルが高いところほど、体内のセシウム蓄積レベルも高い傾向があることがわかった」（羽山教授）。また、⑧木の皮や芽を食べることが多く、土壌の舞い上がりが多い冬期に、体内の濃度が上昇していることも判明したという。なお、青森県のサルからはセシウムは検出されなかった。

「注目すべきデータ」として羽山教授が紹介したのが、血液中の白血球の数だ。避難指示区域にならなかった福島市内のサルについては、外部被ばくは年間数ミリシーベルト程度の積算線量にとどまるうえ、内部被曝量も10ミリグレイ程度にとどまるとみられると羽山教授は見ている。にもかかわらず、ニホンザルの正常範囲より⑨白血球数、赤血球数とも減少しており、白血球は大幅に減少していた。

「特に気になったのが2011年3月の原発事故以降に生まれた子どものサル（0～1歳）。汚染レベルと相関するように白血球の数が減っている。⑩造血機能への影響が出ているのではないかと思われる」（羽山教授）という。

※〔　〕内の補足および傍線著者

（『東洋経済オンライン』二〇一三年四月三日掲載記事より抜粋）

実はチェルノブイリでも、すでに多くの獣医師や研究者によって、事故後二か月頃から現在に至って、定期的な生物学的観測が精力的に行なわれています。そして、その報告を見ると、いま紹介した四人の研究者の発表内容とほぼ同じような知見が得られているのです。そのいくつかを簡単に紹介しながら前記の報告内容と対比することにしましょう。

まずチェルノブイリでは、「高汚染地域で、ツバメの血液や肝臓中のカロチノイド、ビタミンＡ・Ｅといった抗酸化物質の量が減少していた（一）」という報告があります。この抗酸化物質というのは、ＤＮＡなどの分子の損傷を防ぐ役割を担い、減少すれば、繁殖率や生存率を低下させるなどの影響を及ぼします。したがってこの知見は、ラクワール教授の報告内容にある傍線①、および生存率が低くなったという大瀧准教授の傍線⑤に共通するものだと言えます。

また、同じ高汚染地域のツバメについて、「白血球数や免疫グロブリン量の減少、脾臓《ひぞう》容積の減少なども認められている（二）」との報告があり、これは免疫機能の低下を示《し》唆《さ》しているので、ストレス・防護反応関連の遺伝子に変化が認められたという傍線②、そして白血球数が減少したという傍線⑨に相当します。
　このように、他の類似する知見を列挙していくと次のようになります。
「放射線量が高い巣の中では、シジュウガラの卵の孵化《ふか》率が低下した(三)」→傍線③
「高汚染地域で捕まえたメスのヨーロッパヤチネズミの子孫は、汚染のない条件で飼育しても、母親と同様の程度に高い染色体異常が認められた(三)」→傍線④
「チェルノブイリ汚染地域のツバメは、そこから二二〇キロメートル以上離れたカネフのツバメと比べて、オスで二四パーセント、メスで五七パーセント、生存率が減少している(四)」→傍線⑤
「子豚の一・八～一一・五パーセントが死産あるいは先天性異常を持って生まれ、口、肛門、脚の奇形や巨大頭部の状態などで生まれた(三)」→傍線⑥
「高汚染地域で多くの動植物に形態異常や腫瘍形成などが観察された(三)」→傍線⑦
「秋になると子鹿の内部器官のセシウム１３７が一一倍に増加した例があり、これはアスペン、オーク、コケモモ、ヒースなどの採食によると推測されている(三)」→傍線⑧
「セシウム１３７の水準が六～一五二六キロベクレル／平方メートルの領域のヨーロ

ッパヤチネズミおよびキクビアカネズミ、ならびに高度に汚染された地域の実験室におけるマウスで、骨髄細胞の染色体数などの異常が認められた[三]」↓傍線⑩

（一）Møller et al. 2006:Proc. Royal Soc. B 272, 247-253
（二）Camplani et al. 1999:Proc. Royal Soc. B 266, 1111-1116
（三）"Chernobyl Consequences of the Catastrophe for People and the Environment," NY Academy,2009
（四）Møller et al. 2005: J. Anim. Ecol. 74, 1102-1111

いかがでしょう？　少なくとも動植物のレベルにおいては、福島で起きている現象と同じようなことがチェルノブイリでも起こっているのがわかります。私たち日本人は、やはり、チェルノブイリから多くのことを学べそうです。

さて、ここに挙げたチェルノブイリでの知見は、得られたもののほんの一部ですが、原発事故はこのように、人間にだけでなく、生物多様性や生態系にもさまざまな影響を及ぼしています。そしてこれらの事象が、そのまま即、人間にも起こるというのではもちろんありませんが、動植物への影響をつぶさに観察していくことは、放射線被曝の人体への影響を探るうえでの重要な指標になるのではないでしょうか。実際、ここに紹介した知見の多くが収められた総説集"Chernobyl Consequences of the Catastrophe for People and the Environment"(『チェルノブイリ：人々と環境への大災害の帰結』)の終わりにある「結論」には、次のようなことが記されています。

「事故が発生してから、高汚染地域での野生動物と実験動物の両方を長期間観察した結果、罹患率と死亡率が著しく増加し、それはそのままこの地域の全住民の健康状態への影響と驚くほど類似する結果となっている。それは例えば、腫瘍の増加、免疫欠損、寿命の減少、早期老化、血球新生の変化、先天性異常、その他の疾患の発症などである」

ベラルーシの医師たちの証言

二七年経ったいま、ベラルーシで何が起きているのか。もちろん、安易な類推で未来を予測することは控えなければなりませんが、これは福島のこれからを考え、対策を立てていくための手がかりになるはずです。しかし、実際にどういう状況にあるかといえば、なかなか把握するのは困難なのです。例えば、チェルノブイリ原発から約九〇キロ離れたところに位置するモーズリという町は、人口は一〇万人ほどで、かつて私も半年ほど住んでいましたが、ベラルーシで最もひどく汚染されたゴメリ州に属する割には低濃度の汚染地です。でもこの町ではいま、事故当時の子どもたちが大人になり、また新たな問題に突き当たっています。しかし、そうしたデータはなかなか公表されません。というのも、ベラルーシでは現在、大統領令として箝口《かんこう》令が敷かれているからです。とりわけ医療従事者に対しては。

箝口令を敷かなければならない理由は大きく二つあって、一つは、汚染や健康被害の実態が伝わることにより、国自体の印象を悪化させることになるということ。そしてもう一つの理由ですが、これには何とコメントすればいいのかわかりませんが、ベラルーシでは近々原発を建設する計画があるようです。

聞けば、近年、ルカシェンコ大統領は、「チェルノブイリ事故以来、これまで避難を要請した中等度汚染地域はもう心配いらない。戻りたい人はどうぞ」と話しているそうで、その口振りは、むしろ早期に汚染地へ帰還してほしいように受け取れるとのこと。チェルノブイリ原発事故の被害をできる限り小さく見せようとする為政者を、国民はどんな気持ちで支えているのでしょうか。私も自国の状況を考えれば他人事ではないだけに、ベラルーシ国民の切ない思いが伝わってきます。しかし、残念ながら現在、ベラルーシは独裁的政権ですから、国民は皆、大統領の方針に従わねばならず、黙って我慢しているしかないようです。

このような状況ですから、日本の方々が現地の病院等を訪問しても、なかなか本当のことは聞けないと思います。医療機関に当時からのデータは残っていると思いますが、医師たちはあまり発言をしません。現在も病院自体国営のところが多く、自分に不利になるような情報は話したくないわけです。実際、日本のある報道機関がベラルーシに取材に行った際には、政府関係者が監視しながらその取材に同席していたと聞いています。

ただ、私はベラルーシに長年滞在していましたから、厳しく口止めされている医師たちも、聞けば本当のことを話してくれます。ここで、ゴメリ州で働く医師たちが教えてくれた、いくつかの事実をお伝えしたいと思います。

■証言①低出生体重児や先天異常の赤ちゃんが増えている

産婦人科の医師によれば、事故後一〇年くらい経った頃から、流産、死産、早産に加えて、低出生体重児や先天異常のある赤ちゃんが生まれるケースが徐々に出始め、最近では非常に増えていると言います。こうした周産期異常が起こるのは、「胎児の子宮内発育遅延」ときわめて密接な関連があるとされています。しかし彼女はその発生頻度が異常に高いことを懸念しており、その原因を次のように分析しています。

「現在出産年齢の女性たちの多くが、チェルノブイリ事故の時に子どもであったか、事故直前に生まれた人です。細胞学的に一番敏感な年齢の時に、被曝による何らかの影響を母親が受けているのではないでしょうか。

そして、もう一つ考えられる理由は食生活の問題です。若い母親たちが普段食べている食品は、現地でとれるものばかりです。約二割が汚染されているといわれるベラルーシの農地でとれた作物を摂取することによって、体の中から被曝を受け続けているということも否定できません」

ヒトの胎児の子宮内発育遅延と被曝の関連性については、もちろんまだ立証されていません。しかしながら、前項では高線量の放射線に被曝したヤマトシジミの羽化に遅れが見られることや、シジュウガラの卵の孵化率が低下した報告があることを紹介しました。だから人間にも同じことが起こるだろうというのは短見《たんけん》ですが、まったくないとは言い切れないでしょう。

そして実は、セシウム137の体内摂取と人体に与える影響との直接のかかわりについて研究した病理解剖学者がいるのです。事故当時にゴメリ医科大学の学長だったユーリ・バンダジェフスキー教授です。

彼は、被曝で死亡した被災者や動物を多数病理解剖して、セシウム137の体内蓄積量を調べたことで知られています。そして臨床的な調査と動物実験を組み合わせて、セシウム137を体内に取り込むと、「臓器を徐々に破壊していく」こと、「臓器によって蓄積濃度が変わる」こと、「特定の臓器に高い濃度が見られる」ことなどを見いだしたのです。その研究期間は九年に及び、彼が結論として出した答えは、「被曝は低線量でも危険である」ということでした。これが政府の見解に反していたため、彼は冤罪《えんざい》で逮捕されてしまい、五年後に釈放されたものの復職がかなわず、現在はウクライナのキエフにある、エコロジー健康調整分析センターで理事長を務めています。

そのバンダジェフスキー教授が周産期異常の根本原因としているのが、体内に取り込まれたセシウム137の大半が、胎盤に蓄積するということです。胎盤は胎児の発育にとって大変重要な器官ですので、もし、局所的に被曝すれば決定的なダメージを受けます。その結果、胎児の発育不全を招き、さらに、セシウム137は基本的に胎児に侵入することは比較的少ないのですが、もし胎盤を通過し胎児の体内に入るようなことになれば先天異常をもたらすことが推測されます。

ベラルーシではいま、妊娠期間中の検診を徹底して行なっていると聞いています。そして、仮に胎児に異常が見つかると、半ば強制的に人工妊娠中絶が行なわれているそうです。ただし、強制的とはいっても産科医が強く勧めるというものなので、もちろん、産みたい人は産むことができます。しかし、ベラルーシの経済状況では、その後のケアが国の保障体制を含めて、かなり難しい。それでも現場にいる医師は、「産む人が増えて困っている」と言っていました。中絶を勧めても、また経済的に苦しくても、産むと言う人が多いのだそうです。

ちなみに、これはまた別のある病院の副院長の話ですが、実は彼女は、自分の娘が事故の前に子どもを産んだと言うのです。そしてその孫が一歳の時に事故が起こり、彼女はその子ができるだけ被曝しないように、サナトリウムへ、保養地へと、あちこち連れて行っていたとのこと。そして娘さんには、子どもはこの子一人だけで、もう後は産んではいけないと言ったそうです。これが、真実を知る人の身内への対応です。これが現実なのです。そういう意味で、チェルノブイリでは大変な事態が起こっているのだと思うのです。この事実は真摯《しんし》に受け止めていかなくてはなりません。

■証言②子どもたちの体力が著しく落ちている

次は小児科医に聞いた話です。いま、事故後一〇年目くらいから周産期異常が増え続けているという産科医の切実な話を伝えましたが、その余波が子どもたちの将来、そしてこの国の未来にも及ぼうとしていると言うのです。

早産や低出生体重児で生まれると、各臓器が未発達の状態ですから、その後、さまざまな健康障害が発生します。明確な根拠はありませんが、例えばその一つの例が、異常な疲労性です。とにかく疲れやすくて、集中力が続かない子どもたちが増えていると言うのです。このように子どもたちの体力が落ちて授業についてこられないために、学校の授業時間を短縮するケースも出ていると言います。

そういえば、隣国のウクライナでも同じようなことが起こっていて、そこでは授業時間を短縮するだけでなく、定期テストも中止したということでした。国の未来を担う子どもたちですから、教育はしっかり行ないたいところでしょう。でも、それどころではないくらいに子どもたちの状態は深刻なのです。もし、このままいったらどんなことになるのでしょう……。子どもたちの将来がとても心配です。

このような症状が出ているのは、必ずしも未熟児で生まれた子どもだけではないと言います。ましてや、旧ソ連邦の各地域では古くから唄や民族舞踊が盛んなことにより、小さい頃から踊りの練習をしている子どもがたくさんいます。運動不足とは無縁の生活といっていいでしょう。でも、そうやって唄や踊りなどの伝統芸能を学んでいる子どもたちまでもが、体力が以前よりも落ちて、長時間のレッスンを行なうのが難しくなったと言うのです。母親たちに、何か思い当たることはないかと聞いてみても、「食事など気をつけてはいるのですが……」という返事が返ってくるだけです。となれば、これもまた被曝が原因なのだろうかと疑いたくなりますが、その因果関係が科学的に証明されていないことは言うまでもありません。

運動不足と言えば、福島第一原発事故から二年が経過して、福島県の子どもたちの体力低下が問題になりました。小学五年生と中学二年生を対象にした全国体力テストで、いずれも全国平均を下回り、都道府県順位を大きく下げたと報道されたのです。この結果を受けて福島県教育委員会は、「発達段階に応じた適切な運動が重要」として、運動する機会を増やしていく方針です。子どもたちは外遊びが減ったことから運動不足に陥っているだけでなく、おやつの摂取量も増えて肥満の傾向が現れているとも言われています。運動量を増やすのは私も賛成です。ただし、福島県内の汚染状況に鑑《かんが》みれば、できるだけ屋内で汗を流せるような工夫が必要だと思われます。

現段階で体力が低下しているのは、本当に運動不足が原因なのかもしれません。しかし、放射線が人体に与える被害についてはまだ十分にわかっていないのです。そしてただ言えるのは、チェルノブイリで被害を受けた低濃度の汚染地では、原因不明の体力低下が子どもたちに見られる事実があるということです。わからないから大丈夫、ではなくて、わからないから怖い。私はそう思います。いまは、先を行く国で起きている事実を受け入れ、最悪の事態を描きつつ、そうならないための対策を講じて、福島の子どもたちを低線量内部被曝から守る必要があるのではと、私は思っています。

■証言③原因不明の「チェルノブイリ・エイズ」が激増

いま、モーズリの町に限らず、軽度から中程度の汚染地域に住む人たちに、「チェルノブイリ・エイズ」と呼ばれる症状が蔓延しているそうです。医学上の病名ではありませんが、いわゆるエイズ（後天性免疫不全症候群）と同じように、身体の免疫能力が低下する症状です。例えば、ちょっとした風邪が治りにくかったり、すぐにウイルス性の感染症にかかったり。また、原因不明の気管支炎や肺炎も多いと言います。特に激増しているのが子どもの患者で、実際、血液検査をすると、汚染地の子どもは非汚染地の子どもに比べて、免疫学的検査の数値が明らかに低下しているとのことです。

併せて貧血も増えているとのこと。恐らく血液をつくる骨髄などがダメージを受けているのでしょう。ただし、貧血といっても、鉄欠乏性貧血などいろいろあるので、必ずしも造血器の障害ばかりではないかもしれません。例えば栄養状態が悪かったり、食事内容のバランスが悪かったりと、他にもいろいろな原因が考えられます。すべて被曝に結びつけるということには注意したほうがいいとは思います。ただいずれにしても、「貧血が増えている」というのは事実なのです。

それから最近になって、家族にアレルギー体質の人がいないにもかかわらず、ぜんそくや皮膚病・皮膚炎などのアレルギー疾患にかかる人が増えているとも言います。子どもだけでなく、大人にも同じような傾向が見られるそうです。生体の免疫系の異常によるものかは不明ですが、外界からの刺激などに対して正常な反応ができなくなっているのでしょうか。

以上のような状況を把握したうえで、二〇一二年七月、私はゴメリ州の保健局長を訪ねました。そして面談した際に、彼は最初に次のように言いました。

「チェルノブイリはもう全部終わったのですよ」

そして、「小児甲状腺がんはＩＡＥＡの報告のように、事故の影響であることは明らかです。それ以外のさまざまな訴えは、日本の専門家も言っているようですが、心理的な、また、精神的な問題によるものです」と続けたのです。

ゴメリ州の保健局長は国の高級官僚です。チェルノブイリ原発事故の影響については、箝口令が敷かれているので、このように言わざるを得ないのでしょう。

そこで私は彼の本音を知りたいと思い、「でも、実際に免疫機能が落ちているという状況があるのです。血液検査の数値を見ても明らかです。それを本当に精神心理上の問題だとして片づけていいのでしょうか。本当にそうだと断言できますか？」ということを言いました。そしてさらに、「日本に帰ってから、いろいろな場で講演する時に、あなたがこういうふうに言いましたよ、と言っていいですか？　ゴメリ州は一番高度な汚染地なのですから、あなたの言葉はとても重いのですよ」と言ったところ、彼は、「ちょっと待ってください」と態度を一変させたのです。

その後に続いた言葉は、「実は私は医師なのです」と、いうものでした。そして、「先ほどまでのことは官僚としての話です。今度は医師として話をします。免疫機能が落ちていることは、あなたが言った通り、単に精神的な問題ではないと考えています。きちんと医学的に調べる必要があり、今後、長期的に見ていかなくてはならない問題だと認識しています」と話したのです。

免疫機能、ならびに造血機能の低下にセシウム137が関与している可能性については、すでに触れたように、動植物レベルではその実態が観察されています。そして先に紹介したバンダジェフスキー教授の報告においても、汚染地域の幼小児と一〇代の青少年の血液検査のデータを詳細に検討した結果、セシウム137による内部被曝線量が高くなるほど、「粘膜から細菌やウイルスが侵入するのを防ぐ免疫機能が低くなる」こと、「免疫機能とホルモンや代謝生成物との相互作用がなくなる一方で、ストレス（この場合はセシウム137による被曝）がかかると増加するコルチゾールとの相互作用が生じる」こと、加えて「赤血球の数が減少し、併せて白血球の減少も見られる」ことなどを明らかにしています。

またさらに、白血球のなかでもその半数以上を占める、「強い殺菌能力を持つ好中球が特に減少する」ことも突き止めており、免疫力の低下、貧血、アレルギーなどの一連の症状が、互いに関連性を持つものだということが示されています。そして、例えば貧血が起これば当然疲れやすい、だるいといった症状も現れますから、現地の医師が語った汚染地で増えている慢性症状は、セシウム137による内部被曝が影響したものだという可能性もあることは否めないのではないでしょうか。

面談した医師である保健局長も、地元、ゴメリ医科大学で行なわれた研究であるだけに、このバンダジェフスキー教授の考察については目をとめられていることでしょう。いまのベラルーシの体制下ではなかなか難しいだろうということは承知のうえで、現状、そして今後もいろいろ出てくるであろう問題に、医師としての良心を働かせて対応してくださることを願っています。

「犠牲者は九〇〇万人、悲劇は始まったばかり」

「流産の増加、死亡率の上昇、新生児患者の増加、遺伝子への悪影響や先天性奇形児の増加、がんの増加、精神機能発達の遅れ、精神病患者の増加、免疫系の状態悪化、ホルモンの状態変化、心臓血管系の病気、子どもの成長の遅れや異常な衰弱状態、病気回復の遅れや老化の加速――」

これは、二〇〇一年六月にウクライナのキエフで開催された、「チェルノブイリの惨事の医学的結末」に関する国際会議で、ロシア科学アカデミーのアレクセイ・ヤブロコフ博士が、チェルノブイリの実害として伝えたことです。彼は生態学者であり、先に紹介した『チェルノブイリ：人々と環境への大災害の帰結』の編者でもあります。

そのヤブロコフ博士の発言の次に演台に立ったのは、同じロシアから出席していた放射線生物学者でした。ＩＡＥＡや国連科学委員会（ＵＮＳＣＥＡＲ）といった原子力推進派の国際機関を支持する彼は、会場内の人々に向けて、「放射線生物学者でも放射線科医でもないゆえ、彼は何の専門知識も持ち合わせていない。畑違いである」とヤブロコフ博士を酷評しました。するとヤブロコフ博士はマイクを持って立ち上がり、「私はただ、チェルノブイリの真の影響を無視しないでほしいと願うだけです」とコメントしたのでした。

この放射線生物学者は自らを「権威ある研究者」と称し、「放射線について私は何もかも知っている。チェルノブイリで新たに学んだことは何もない」と胸を張ったうえで、「（被曝が）内部か外部かなんてどうでもいい」、「（被曝線量が）低量か大量かなんてどうでもいい」などと豪語《ごうご》していました。そしてついには、「もう、すべて終わったのだから」と。

一方で、国連人道問題事務所（ＵＮＯＣＨＡ）の代表であるＤ・ズブカ氏が、「死者は三一人、高線量の放射線を浴びたのは数百人、甲状腺がんになったのは二〇〇〇人の子ども、これが被害のすべてである」とＩＡＥＡが主張するのを尻目に、チェルノブイリの犠牲者を九〇〇万人と見積り、「悲劇は始まったばかりだ」と発言していたのが印象的でした。

私はこの会議の様子をドキュメンタリー映像で見たのですが、原発推進派の学者たちは、被害の実相を伝えようとする発表者の資料に、目もくれようとしていませんでした。また、休憩中には、ある民間の女性医師が、「低線量の内部被曝に関する論文は、これまでいくつも提出しています」と、先ほどの放射線生物学者に言ったところ、「意味がない」と一蹴されて、「なぜ、あなたたちは誰一人として、まともに反論しないのですか？」と詰め寄る場面もありました。残念ながら原子力推進派の方々は、いずれの疫学的事実に対しても背を向けているのです。

会議では、低線量の内部被曝による健康への影響について、多くの実相が語られました。しかしその内容は、何一つ最終決議案に盛り込まれることはありませんでした。そしてその五年後の二〇〇六年には、事故から二〇年経ったということで、IAEAが、「甲状腺がん以外はチェルノブイリ原発事故による影響はもうない」、つまりチェルノブイリはすでに解決したのだ、という内容のレポートを提出したのでした。

しかし、ベラルーシの医師たちやヤブロコフ博士が証言しているように、チェルノブイリでの健康被害はまだ終わっていません。むしろ、新たな問題が発現してきていると言ってもいいでしょう。UNOCHAのズブカ氏が「悲劇はまだ始まったばかりだ」と発言してからすでに一〇年以上が経ちましたが、その状況はいまも変わっていないというのが実状ではないでしょうか。

図16を見てください。これは、ベラルーシにおいて、事故が起こる前と事故から一八年後の二〇〇四年とで、どれだけ病気の発症が増加したかを示したものです。一番増えたのが消化器系にかかわる疾患で約七四倍。そして次が悪性腫瘍（がん）で約

五一倍。以下、倍率が四四倍、四二倍と下がっていきますが、最も低い呼吸器系でも一一倍です。体のどの部分というのではなく、体全体に病気の発症が増えているのがわかります。

甲状腺がんの増加は、主にヨウ素131による被曝が原因でした。しかし、大気中に飛散した放射性物質はヨウ素131だけではなく、セシウム137、ストロンチウム90、プルトニウム239なども放出されていますので、ヨウ素131で被曝したということは、他の放射性物質にも同時に被曝している可能性が高いわけです。そのため私は、甲状腺がんになった子どもたちが、

図16　1986年以前と2004年を比較したベラルーシにおける病気の増加倍率

病気	(人/10万人) ~1986年	2004年	(倍/10万人)
消化器官	82	6100	74.4
悪性腫瘍	13	665	51.2
内分泌系	96	4300	44.8
神経系と感覚器官	232	9890	42.6
泌尿器	34	1410	41.5
血液循環器官	183	4250	23.2
皮膚・皮下組織	46	726	15.8
血液・造血器官	15	218	14.5
伝染病・寄生虫による病気	36	414	11.5
呼吸器官	645	7100	11.0

出典:ベラルーシ保養施設所長ヴャチェスラフ・マクシンスキー氏の2012年12月16日東京公演資料(『DAYS JAPAN』2013年2月号掲載)の数値を参考に作成。

他の部位に第二、第三のがんや、その他の健康障害を発症する可能性があるのではないかと心配しています。なかでもセシウム137は、体内に取り込んだら主に全身の筋肉などに沈着します。それを考えると、このように体のどの部分にも病気が増えているのは、セシウム137の影響が出ていることを意味しているのかもしれません。

併せて、参考までに一九七六年と一九九五年で比較した、ベラルーシにおける主ながんの増加倍率を示したグラフも掲載しておきます（図17）。福島などにおいて私の心配していることが、すでに起きてしまっていなければよいがと懸念しています。

図17　1976年と1995年を比較したベラルーシにおけるがんの増加倍率

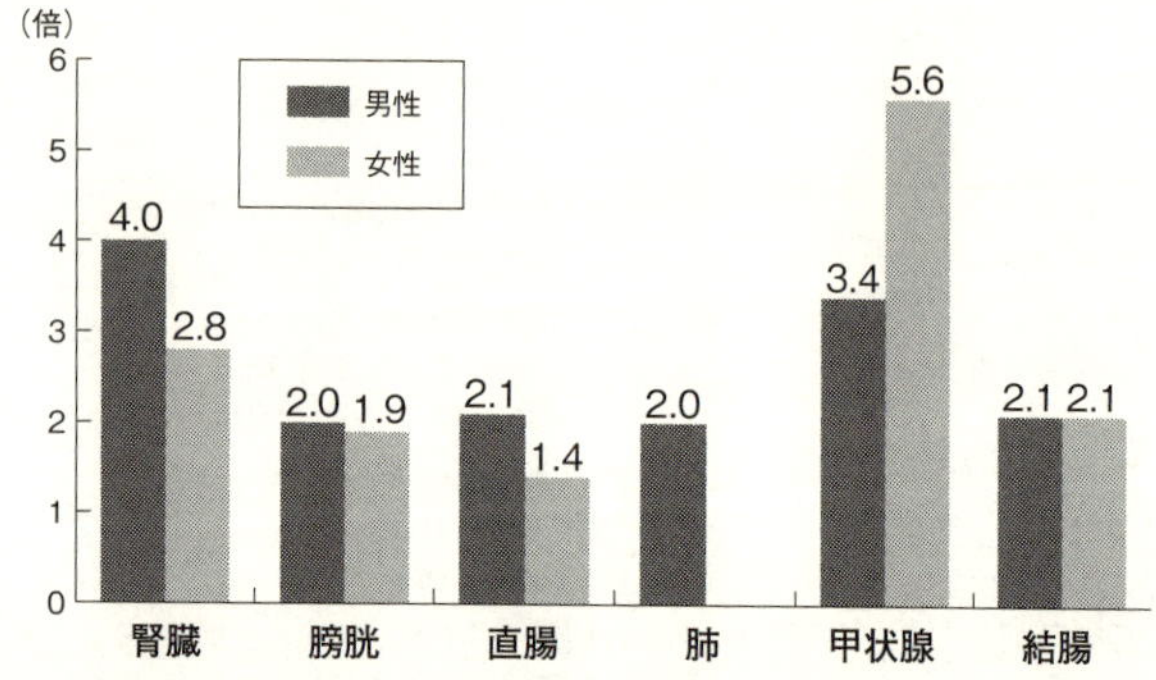

※データ出典元では各数値に「以上」とつけられている。肺がんの女性の数値は記載されていない。
出典：ユーリ・I・バンダジェフスキー『放射性セシウムが人体に与える医学的生物学的影響』掲載のデータを参考に作成。

セシウム心筋症

ベラルーシでは、事故の後に突然死が増えたそうです。また突然死だけでなく慢性心疾患で亡くなる人も増え、そうした四〇八の遺体をバンダジェフスキー教授が病理解剖したところ、九九パーセントに心筋異常があることがわかりました。心筋細胞が広い範囲で萎縮や壊死を起こしていたのです。そして突然死した人は、およそ体重一キログラム当たり二六ベクレル、慢性心疾患の人では、その数倍も高い一〇二・七〜一六九・九ベクレルという高濃度のセシウム137が心筋に取り込まれていたこともわかりました。

そこでセシウム137が心筋に与える影響を立証しようと、教授がネズミを使って実験したところ、体内のセシウム137の濃度が高まるにつれて、心筋細胞の代謝を促す酵素や、心筋を規則正しく収縮させるために送られる電気的エネルギーを産生する酵素の活性が抑制されるということを発見したのです。すなわち、体内のセシウム137の蓄積量が増えるほど、心筋が萎縮して力を失い、正常な収縮運動もできなくなるということです。そして、体内濃度が四〇〜六〇ベクレルに達すると、全心筋細胞の一〇~四〇パーセントが修復不可能な損傷を受けて、規則的な収縮ができなくなるという実験結果が得られました。このように、心筋の収縮運動が正常に行なわれない病態を「心室内伝導障害」としています。

セシウム137がこの心室内伝導障害をもたらす可能性があることは、汚染地に住む子どもたちを対象に行なった心電図検査の結果にも表れています。

バンダジェフスキー教授が、ゴメリ州の一平方メートル当たり三七~一八五キロベクレルの低汚染地域(モーズリ市もこの汚染レベルに含まれる)に住む、生後一四日~一四歳の子どもたちに心電図検査を行なったところ、年齢層によって、五五・九~九八・二パーセントの子どもに異常が認められたといいます。そして、図18は三~七歳の子どもの心電図異常の発生率とセシウム137の体内濃度の関係を示したものですが、このグラフからは、セシウム137の体内濃度が高くなるほど、心電図に異常が見られる頻度が高くなっていることが読み取れます。つまり、心電図に異常が出ることとセシウム137を体内に摂取したこととが無関係ではないということです。そしてさらに、心電図の波形を分析してみると、その異常の多くが心室内伝導障害に起

図18　ゴメリに住む3〜7歳の子どもの心電図異常の発生率と体内セシウム137濃度の相関

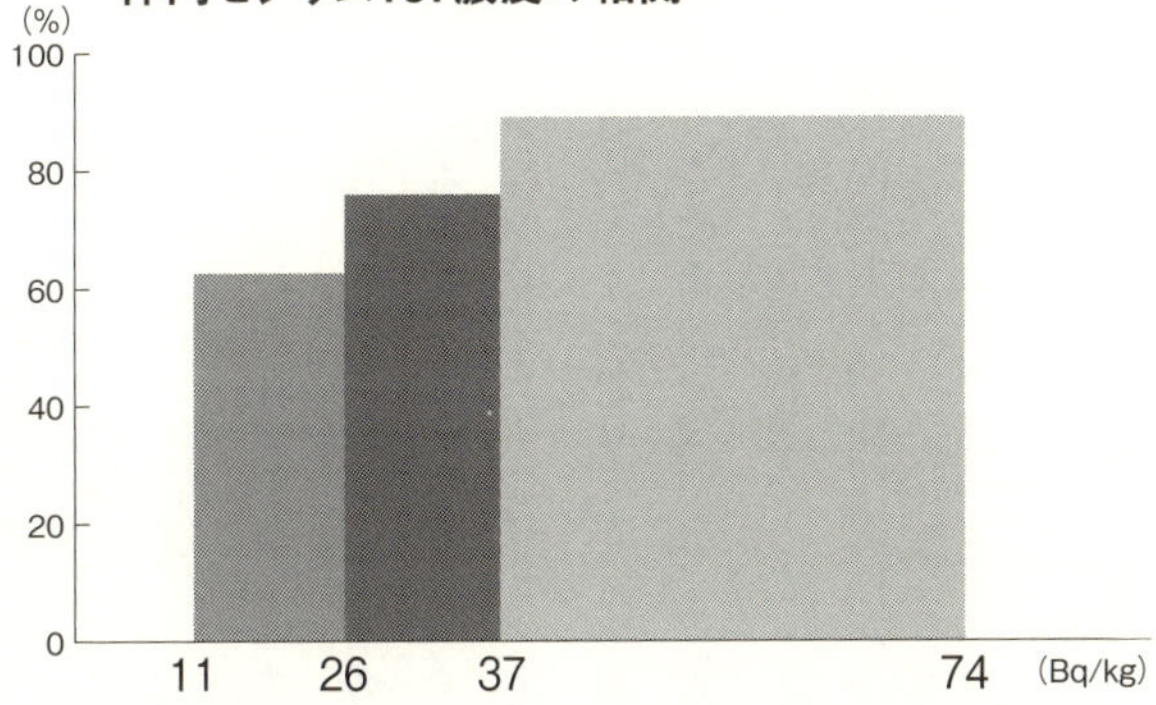

出典:ユーリ・I・バンダジェフスキー『放射性セシウムが人体に与える医学的生物学的影響』掲載のグラフを参考に作成。

図19　ゴメリに住む3〜7歳の子どもの心室内伝導障害の発生率と体内セシウム137濃度の相関

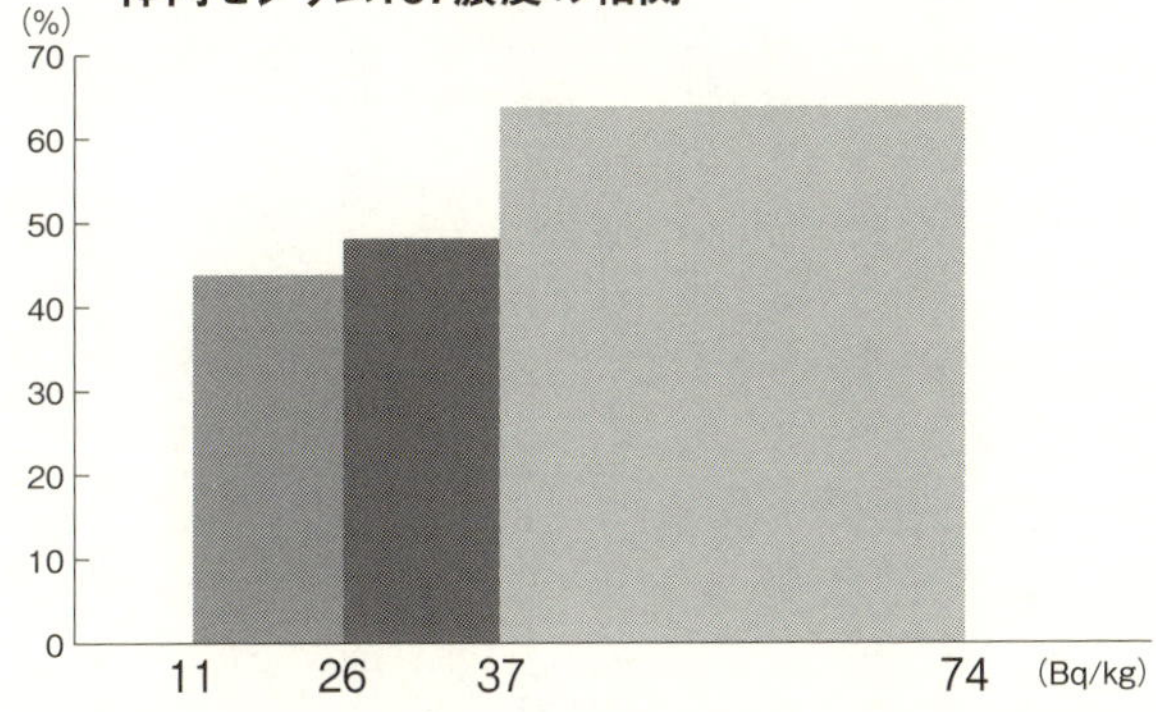

出典:ユーリ・I・バンダジェフスキー『放射性セシウムが人体に与える医学的生物学的影響』掲載のグラフを参考に作成。

因することがわかったのです。

図19（191ページ）は、心室内伝導障害が認められた発生率とセシウム137の体内濃度の関係をまとめたものです。図18（191ページ）と並べて見ると、同じ形をしているのがわかりますね。つまりこの二つのグラフを合わせて検討すれば、心筋異常がセシウム137によってもたらされること、そしてその異常の多くが心室内伝導障害であることがわかるわけです。

以上、チェルノブイリ原発事故後の突然死や慢性心疾患と、セシウム137の体内摂取との直接のかかわりを立証するために行なわれた一連の実験・調査で存在が明らかになったこの新しい病態を、「セシウム心筋症」と呼んでいます。

ちなみに、心電図検査をした子どもたちの血圧を調べたところ、ここでもセシウム137の体内濃度との相関関係があることがわかったそうです。また、先の遺体病理解剖では、突然死した症例の八九パーセントに腎機能の障害も見られたといいます。体内に取り込まれたセシウム137は主に尿に混じって排泄されますので、腎臓が局所的に被曝していたのでしょう。

セシウム137はすでに述べた通り、主に全身の筋組織に蓄積します。ただし、その蓄積量が内臓器官によって違うことをバンダジェフスキー教授は明らかにしており、一番多いのは心臓で、次いで腎臓、肝臓といった生命維持に欠かせない臓器を挙げています。そして彼は、それが引き起こす健康被害の程度は取り込まれた量と時間によって決まり、量については年齢、性別、生体の機能状態に応じて変わるとしたうえで、「子どもの場合は、体内濃度が体重一キログラム当たりわずか二〇ベクレルに達しただけで内臓器官、特に心筋細胞の代謝に異常をきたし、五〇ベクレルを超えると主要な内臓器官に顕著な病理的変化が引き起こされる」という見解を示しています。

実際、モーズリよりも汚染度の低いミンスクで子どもの心電図検査を行なった際には、セシウム137の平均体内濃度が二〇ベクレル／キログラム強で、約八五パーセントの子どもに心電図異常が見つかったというデータもあるそうです。

なお、ここで改めて強調しておきたいのは、本項で紹介したような、いま現実としてチェルノブイリで問題になっている健康障害が、モーズリのような三七〜一八五キロベクレル／平方メートルという低濃度の汚染地で起きているということです。福島でこれに相当する汚染地域はどこか、再度、図2（31ページ）で確認してください。福島市、二本松市、郡山市……。少し大げさと言われるかもしれませんが、このあたりに長期にわたり住み続けた子どもが、将来、例えばチェルノブイリ・エイズと同じような症状を発症する可能性も否定できないのではないでしょうか。なぜか気になるところです。

3　内部被曝の時代を生き抜くために

汚染されたものを食べ続けなければならないという現実

ベラルーシでの健康被害が終わらない要因の一つに、人々が汚染されたものを食べ続けているという現状があります。もちろんベラルーシでも食品の規制値は設定されていますが、その値を下回るものだけを食するというのは、経済的にも現実的にもなかなか困難なようです。

ベラルーシはもともと農業、畜産業、林業などが主たる産業で、食品のほとんどを地産地消でまかなっていました。チェルノブイリ原発事故では、そうした産業を営む大地が特にひどく汚染されてしまったのです。そのため、それまで農林畜産業に従事していた人々は強制的に都市部へ退去させられ、農作物の生産量が大幅に減少してしまいました。国の基幹産業が不振になったのですから、当然経済不況に陥ります。そして、これにさらに輪をかけたのが旧ソ連邦の崩壊でした。以来ベラルーシでは、長期にわたる経済不況が続いています。

そのようななか、いったんは農村部から強制退去させられたものの、避難先で経済的にも精神的にも困難を強いられ、いまも立ち入り禁止区域になっているエリア内にある自分の家に、以前の生活に戻ろうと帰る人たちが増えつつあります。そのほとんどは高齢者で、「サマショーロ（わがままな人たち）」と呼ばれています。立ち入り禁止区域は、当然ながら居住することも禁止されています。しかし、不況に見舞われ、補償を十分にしてやれない政府は、これを黙認せざるを得ないのが現状なのです。戻って来た人たちは、そこで以前のように野菜を育て、家畜を飼って暮らしながら、日用雑貨などは、定期的にやって来る移動販売車で購入しています。

そのエリアをかつて私が訪れた時のことです。子どもの姿を見かけたのです。女の子が三人、楽しげに笑っていました。〝あれ？〟と思って話を聞くと、ここに住んでいるおじいちゃん、おばあちゃんに食料をもらいに来たと言います。実際、彼女たちの両親の車には、豚肉や鶏肉、卵、トマト、キュウリなどが山ほど積まれていました。

両親に事情を聞くと、新しいところに移住しても、安定した仕事がないので給料はごくわずか。それでいて子どもたちを育てなくてはいけないので、おじいちゃん、おばあちゃんからもらう食料は貴重であるとのことでした。

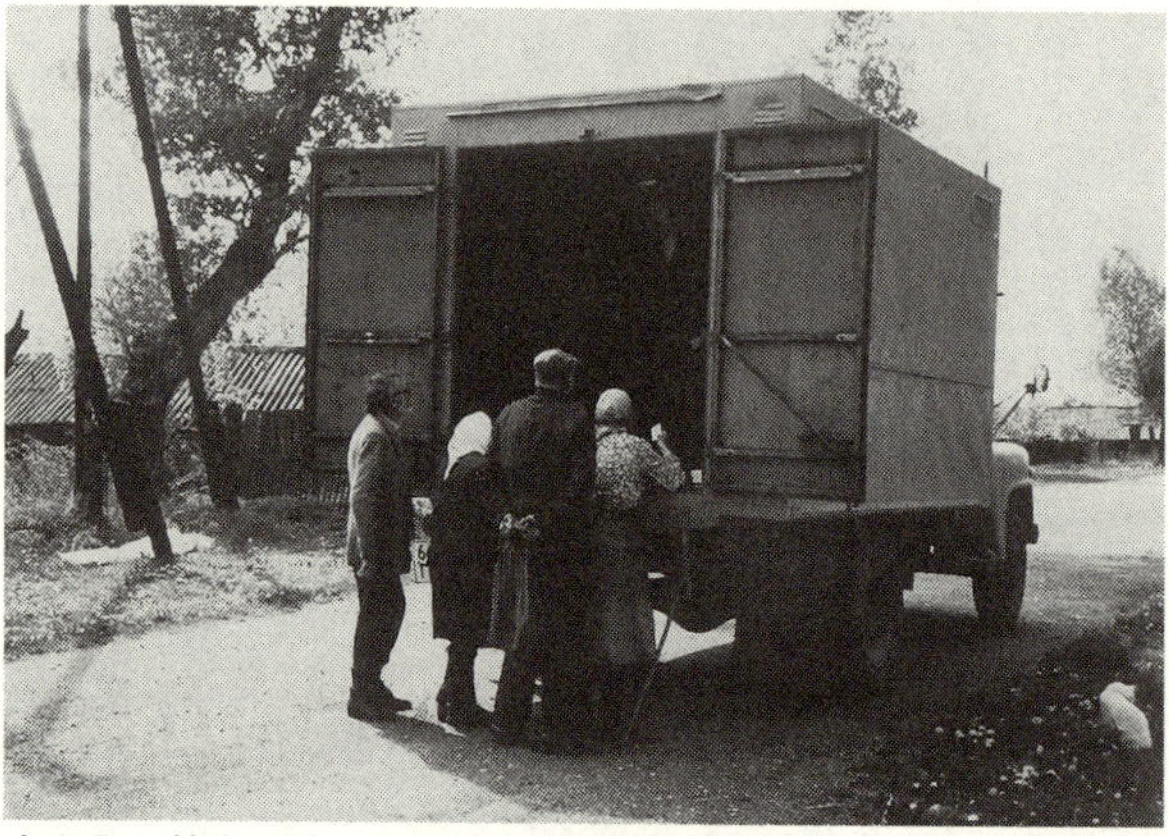

立ち入り禁止区域に出入りする移動販売車

その後この家族は、三〇キロゾーンを離れ、軽度の汚染地に帰ると言っていましたが、生活しているところの汚染度が低くても、汚染度の高い地域でつくられた作物を食べれば被曝のリスクが高まってしまいます。大人はそれを承知で、子どもは何も知らずに、汚染されたものを食べるしかない。経済状況の苦しいベラルーシでは、このように生活のために苦渋の選択をせざるを得ない現状があるのです。

食物規制と人口増減

それでも、統計上では多少明るい兆《きざ》しも見られます。図20（199ページ）は、ベラルーシにおける一九六〇年から二〇一〇年までの人口増減の推移をグラフにしたものです。死亡数と出生数、この両者の差が「自然増減」です。

自然増減の線を見ると、チェルノブイリ原発事故を境に急激に下降しており、人口が激減しているのがわかります。それに歯止めがかかり始めたのが、一九九九年の「制限値設定」の線のあたりです。この「制限値設定」というのは、ベラルーシが食品に含まれる放射線の許容量を、初めて独自に設定したということです。

それまでベラルーシでは、旧ソ連政府が設定した制限値を指標としていました。その制限値がどのようなものか、ここで表11を見てください。まず、事故から一二日後、メーデーの一週間後にあたる五月八日（策定されたのは五月六日）に初めてソ連政府が出したものは、大変お粗末《そまつ》なものでした。この表に取り上げた食品のなかで制限値があるのは飲料水と牛乳だけです。実際はこれ以外にも制限値が設定された食品はありましたが、それを拾ってみると、チーズ、サワークリーム、バターなどの乳製品が一キログラム当たり三七〇〇～七万四〇〇〇（！）ベクレル、魚・亜麻の種子が三万七〇〇〇（！）ベクレル、これだけです。その後、二度の改正を経て大幅に見直されたものの、飲料水以外は非常に高い値が並んでいます（一九八七年一二月一五日）。この規制値を、ベラルーシは一九九九年に独自の規制値を設定するまで、ソ連邦崩壊から八年も存続させてきたのです。

自然増減の線は新しい制限値を設定した後、二〇〇六年頃から上昇し始めていますが、このように回復の兆しを見せたのは、もちろん食品制限値を厳しくしたことだけが理由ではないでしょう。ベラルーシでは、汚染地域に住む子どもたちの保養の促進

図20　ベラルーシの人口増減

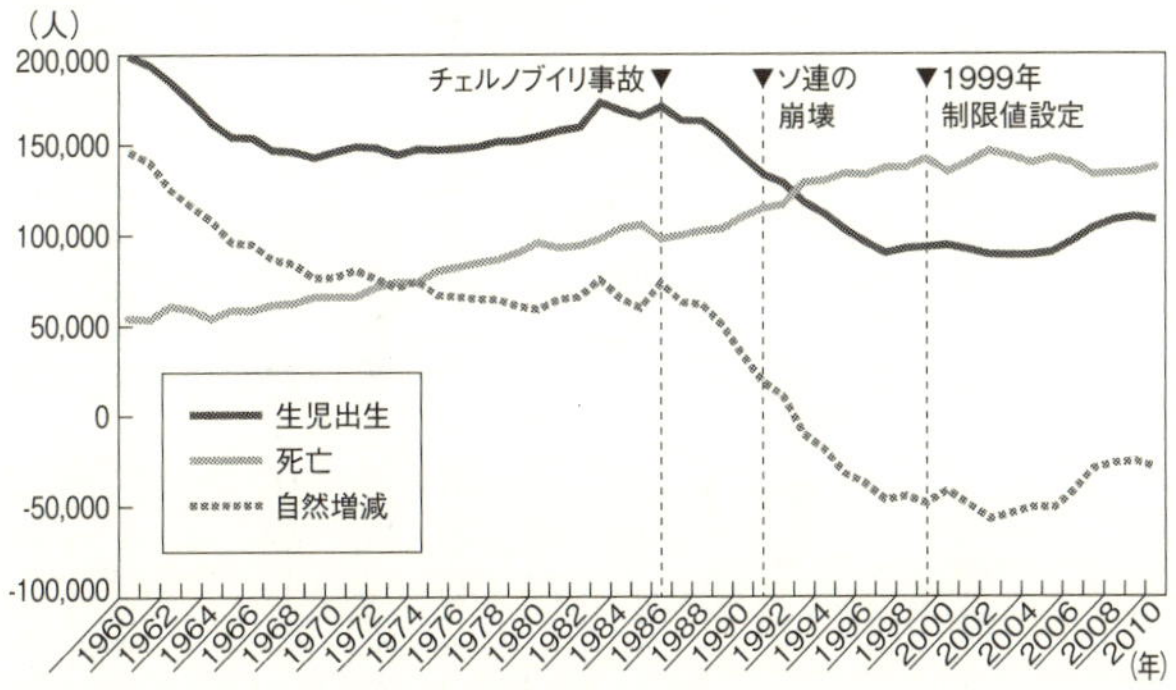

出典:「哲野イサクの地方見聞録＜参考資料＞ウクライナとベラルーシの人口変動、激増する死亡と激減する出生　人口統計上の大惨事ーチェルノブイリ事故の影響、特にセシウム137　その②」(http://www.inaco.co.jp/isaac/shiryo/genpatsu/ukraine2.html)

表11　主な食品の制限値の比較

(Bq/1ないしBq/kg)

食品	旧ソ連邦			ベラルーシ	ウクライナ	日本
	1986年		1987年	2006年更新	2006年改正	2012年改正
	5月6日	5月30日	12月15日			
飲料水	3700	370	20	10	2	10
牛乳	3700	370	370	100	100	50
乳幼児用食品	—	3700(粉ミルク)	1850(粉ミルク)	37	40	50
野菜	—	3700	740	100	40	100
穀類	—	370	370	60	50	
肉	—	3700(鶏肉)	1850〜2960	180〜500	200	
卵	—	1850	1850	370	100	
果物	—	3700	740	40	70	

出典:旧ソ連邦、ベラルーシ、ウクライナの数値は「フードウォッチ・レポート　あらかじめ計算された放射線による死:EUと日本の食品放射能汚染制限値」(フードウォッチ/IPPNW〈核戦争防止国際医師会議〉ドイツ支部、2011年9月)より抜粋。日本の数値は厚生労働省HPより。

にも力を入れていますし、検診も子どもに対しては半年に一回行なうなど、病気の早期発見と治療にも努めています。そうした複数の要因が複合して表れた成果だと思います。

しかしながら、やはり基本となるのは、できるだけ内部被曝をしないようにすることです。放射性物質を体内に取り込む経路については第一章でも簡単に述べましたが、要するに侵入するのは基本的に口、鼻、皮膚のいずれからかになります。そして、なかでも頻度が高くて問題なのが口からの侵入で、汚染されたものを食べることです。というのは、呼吸による侵入は汚染の少ない場所に行けばある程度防ぐことができますが、食べ物は流通しますから防ぎようがないのです。汚染のない地域で暮らしていても、汚染度の高い食品を口にすれば、内部被曝をしてしまうのです。

ここで、内部被曝には「これくらいなら大丈夫」というしきい値が存在しないため、制限値や規制値を設けても意味がないという話も時々耳にします。それはもっともなご意見だと思います。しかし、どこで誰が口にするかわからない食品のことですから、ないよりはあったほうが、大局的に見れば被害の程度は抑えられるのではないでしょうか。ただし、その値は、できるだけ厳しく設定するべきです。これは私が、福島第一原発事故直後、二〇一一年三月末に開かれた内閣府の食品安全委員会に出席した際にも提言したことです。

日本の規制値は、二〇一二年四月に改正されて、当初よりはずいぶん厳しくなったと思います。ただ、ベラルーシやウクライナの制限値と比べて見るとわかるように、分類の仕方が大変大雑把《おおざっぱ》です。ベラルーシやウクライナに限らず、ヨーロッパの国々では、毎日のように口にするものには特に厳しい値を設定しています。

ただ一方で、日本では最近、放射性物質検査を行なう品目を減らす動きが出てきました（67ページ）。その品目には魚類や果物も含まれていますが、検査をしないのでは基準値があっても意味がありません。

ベラルーシの汚染地域では、事故後一〇年以上経っても、市町村にある保健局が厳しい検査を行なっていました。市場に出す前の検査で高い値が出て、「やっぱり今回もダメか」と、しょんぼりして帰って行く人を見たこともあります。

私は医師であると同時に自治体の首長でもありますので、生産者の方々の不安もよくわかるつもりです。せっかく育てた作物を捨てなければならなくなったら――と思えば、やりきれない気持ちになるでしょう。しかし、これは日本の未来にかかわる問題なのです。健康被害をどうくいとめるかを本気で考えてほしいのです。安全が確認されたものだけを市場に並べるようにすれば、風評被害を出さずに安心して食べることができます。

ですから、やるべきことは、まず食品検査は細かく行なう。そのかわり、政府は生産者の生活を確実に補償する。政府には、その場その場において対症療法のごとく対応するのではなく、長期的視点で国民の命を守る確固たる施策を講じてもらいたいと思います。

放射性物質から身を守るには

放射性物質を体内に蓄積しないために最も重要なことは、あたりまえですが、そもそも放射性物質を体内に取り込まないことです。放射性物質が体内に侵入する入り口は、口、鼻、皮膚のいずれかであるとすでに書きました。すなわち、食品や飲み物を通して入り込む「経口的経路」、呼吸器を通して入り込む「経気道的経路」、皮膚を通して入り込む「経皮的経路」、これら三つの経路を遮断《しゃだん》することです。

①**経口的経路**……汚染されたものをできるだけ口にしない。特に妊産婦や子ども、乳幼児は、汚染されていない食品を選ぶことが何より大切です。

②**経気道的経路**……マスクをしたり、ハンカチで鼻を押さえたりする。マスクの内側に濡らしたガーゼを重ねると、さらに効果的です。

③**経皮的経路**……雨や雪の日には必ず傘をさし、万一体が濡れたらシャワーを浴びるなどしましょう。また、肌の露出を少なくするために、長袖のシャツを着る、帽子をかぶるといったことなども心がける必要があります。そして汚染された場所から室内に入る時には、上着を脱いでしっかり洗い流してください。

先ほども書いたように、この中で、最も問題の大きいのが経口的経路からの侵入です。いくらマスクをしたり長袖を着たりして防いでも、汚染されたものを食べれば、放射性物質は体の中に入ってしまいます。そして、少量であっても体内に入れれば、内部被曝する可能性があることはこれまで説明した通りです。特に放射線の影響を受けやすい乳幼児から一五歳未満の子どもと妊産婦、そして妊娠の可能性がある女性は、いくら注意をしてもし過ぎることはありません。可能であれば、汚染されていない地域から食材を取り寄せる、あるいは、放射性物質の検査値の表示が納得できるところで購入するのが一番です。

一方で、私は多少汚染されていても「四〇歳以上の大人は食べてもいい」、あるいは「食べなければ仕方がない」と考えています。原則として、市場に流通する食品は検査が行なわれており、規制値を超えるものは店頭に並びません。その規制値が本当に安全かと聞かれれば、内部被曝にしきい値はありませんから答えは「ノー」です。しかし、そもそもこうした汚染を招いてしまったのは、われわれ大人一人ひとりに責任があると思います。基本的には、規制値以内なら食べていく覚悟が必要ではないでしょうか。残念ながらこれが現実の対処方法だと言わざるを得ません。

ただ、理想を言えば、すべての食品の放射性物質検査値が表示されるべきではないでしょうか。一部の宅配食品などは表示されているようですが、一般的に店頭ではその値が見えません。もしかしたら規制値ぎりぎりの食品が並んでいるかと思うと、消費者は不安になります。明確に数字を表示すれば、納得して買い物をすることができます。実際、例えば東京都内のあるお店では、検査値を店頭で表記して販売しています。福島県産のものも置いてありますが、それでも検査値を確認して大丈夫とあれば、買って行く消費者は多いそうです。検査値を隠さずにオープンにする。このほうが、よほど健全ではないでしょうか。これは食品の検査だけでなく、人間の検査についても言えることです。

また、いますぐにできることの一つとして、できるだけ多くの場所で食品の汚染状況を測定できる仕組みをつくるというのがあります。チェルノブイリ被災地では、町の保健所や市場内、また時に学校などで、食品の放射性物質を測定できる場所が数多く設置されています。日本もこれをお手本にして、自分たちの食べるものは自分たちで点検して、子ども、妊産婦さんはできるだけ安全な食べ物を食べられるようなシステムを構築してはいかがでしょうか。

松本市の学校給食への取り組み

松本市は二〇一一年一〇月から、全国に先駆けて、学校給食食材の放射性物質検査を始めました。使用する食材の仕入れは以前から地産地消が基本で、①松本地域産、②長野県産、③国内産の順に行なってきました。主食の米と牛乳はすべて松本地域産で、副食の食材である肉類はほとんどが長野県産です。野菜もほとんど県内産のものを使用していますが、種類や季節によっては県外産のものを使うこともあります。その場合には、内部被曝をできる限り避けるために、市場と連携して安心な食材を調達し、市内四つの給食センターで職員が自ら測定を実施しています。

その規制値は松本市が独自に設定したもので、当初はウクライナの野菜の制限値である一キログラム当たり四〇ベクレル以下という、国の基準よりも厳しい値を目安にしていました（表11＝199ページ）。そして二〇一二年度からは検査体制をさらに強化して、通常使用しているGMサーベイメーターで簡易測定して、自然放射線量を超えたものは、より精度の高いゲルマニウム半導体検出器で精密検査をしています。その場合、もし人工の放射性物質が検出された場合は、その食材は使用しません。なお、特に汚染が心配される魚や干し椎茸などについては、最初からゲルマニウム半導体検出器で検査をしています。

そして当然のことながら、保育園などの園児に対しても、基本的にはこれと同様の方針のもとで対応しています。

手間も時間も費用もかかりますが、子どもの健康を守ることには代えられません。実際、保護者の方たちにも安心していただいているようです。もちろん、こうした取り組みは市民の皆さんの理解と協力があって初めてできることです。財政状況の厳しい自治体もあるかもしれませんが、考慮すべきことはお金を使う優先順位ではないでしょうか。松本市では、この取り組みを含む放射線災害対策に税金を使うことについて、市民からの苦情は特にありません。

本来ならば国が対応しなければいけないのですが、国策はすべて遅れています。ですから、市町村でできることは、首長を中心に動いていかなくてはなりません。実際、いまこうした取り組みは、松本市がモデルケースとなって、各地に広がりつつあるようです。それを私は大変うれしく思っています。

汚染地域で暮らす方々に

さて、放射線被曝による健康被害を抑えるためには、原則として汚染地に住まないことが一番重要ではありますが、福島県内の低濃度の汚染地域には、国策が施《ほどこ》されないために、いまも住み続けることを余儀《よぎ》なくされている方々がいます。その中には子どもや妊産婦も含まれています。そうした方々がいまできることは何だろうかと考えた時、お手本になるのは、やはり同じ程度に汚染された地域に住む人々がしていることではないでしょうか。

ベラルーシの低汚染地域で暮らす人々が心がけているのは、第一に免疫力や抵抗力を落とさないようにすることです。そのため、規則正しい生活を送るようにし、きちんと三食をとり、ビタミンやミネラルなどを含め、栄養バランスのとれた食事を摂取することを大切にしています。日本では最近、朝食を食べない子どもが増えているといいますが、このような姿勢は見習うべきでしょう。対症療法的ではありますが、放射線障害に打ち勝つ強い体をつくることが、何よりも前提になるのです。

なお、バランスのよい食事を食べようと思っても、汚染地では安心・安全な食材が十分に入手できないという場合もあるかもしれません。それを補う意味では、栄養補助食品（サプリメント）や免疫賦活《ふかつ》剤（例えばプロポリスなど）等を利用するのも一つの方法だと思います。ベラルーシでも総合ビタミン剤などを積極的に子どもたちに与えているようです。

それから大人の方々に強調しておきたいのは、ニコチンやアルコールが放射線による健康被害を重症化させるとの報告も散見されることです。できればスッパリ止めていただくのが理想ではありますが、そうもいかないという方は、極力遠ざける努力をしたらいかがでしょうか。

そして、ベラルーシの人々が第二に努めているのは、セシウム１３７などの放射性物質を体内に蓄積しないようにすることです。これらを体外に排出してくれる食材や栄養素として注目されているのは「食物繊維」や「ペクチン」です。食物繊維が多く含まれる食品は、寒天、豆類、穀類、ごぼう、昆布、わかめ、こんにゃくなど。ペクチンが多く含まれる食品は、にんじん、かぼちゃ、りんご、みかん、もも、ブルーベリー、すいかなどです。ペクチンは皮と実の間にたくさん含まれていますので、無農薬で汚染の心配がない果物なら、皮つきのまま食べると効率よく摂取できます。ただし食べ過ぎると体に必須の栄養成分まで排出してしまうので、過剰な摂取に注意してください。

なお最近では、藻《も》からつくられた「スピルリナ」、あるいは「リンゴペクチン」などの補助食品も、ベラルーシの医師や研究者らによって効果が認められて使用されているとして、日本国内でも注目されているようです。

とにかく、良いと言われたことはやってみる、悪いと言われたことは決してやらない。これが、いまだ解明されていない放射線障害との闘い方のように思います。

第四章　二度と原発事故の悲劇を繰り返さないために

1　原発事故は放射線災害である

税金を使うのなら実効性のあることに

二〇一三年一月、平成二五年度の復興予算が発表されました。復興特別会計概算決定額の合計は四兆三八四〇億円です。前年度が三兆七七五四億円でしたので、約六〇〇〇億円増えたことになります。合わせて、これまで平成二三年度から五年間で一九兆円としていた復興予算の総枠を、二五兆円に拡充することも決まりました。

さらに復興庁は、支援策を「現地で即断即決」するため、「福島復興再生総局」を新設すると発表。根本匠復興大臣は、その四日後に早々と同局を始動させて、復興の加速化を図るように現場に指示しました。とてもスピーディです。

しかし、その予算の内訳を見て愕然《がくぜん》としました。というのも、除染にかける費用が前年度よりもさらに一六七三億円増えて、六二二〇億円という最も大きい予算が充《あ》てられていたからです。そして新設された事業がいくつかあるのですが、その大半が、生活の再建、子どもの運動施設や新たな公的賃貸住宅の整備、産業の再生・創出、帰還支援、人口減少対策という、いわば住民の流出を抑え、定住者を増やそうという政策なのです。

再建・再生をめざすのはよいのです。その気持ちは大変よくわかります。しかし改めて言いますが、これは自然災害ではなくて放射線災害です。除染を含め、その復興の難しさは、すでに説明した通りです。

ちなみに、相変わらず除染に多大な期待を寄せているのは福島県も同様です。平成二五年度は、これも「復興加速化の予算」と銘打って一兆七三二〇億円という過去最高の予算を計上し、その五三パーセントに当たる九一六八億円を震災・原発事故対策費に充てています。そしてその二五パーセントの額に相当する二二九二億円が、除染費用になっているのです。そこで実際、その除染がどうなっているのかといえば、汚染土やガレキの中間貯蔵施設や仮置き場の確保が難航して、遅れているというのです。

復興庁と福島県の除染費用を合わせると八五一二億円。単年度でこの金額です。しかも作業は遅々として進まない。仮に進んだとして、当面の目標値は、年間被曝線量二〇ミリシーベルトです。この値が、かつて幼稚園・保育園や小学校などの校庭利用基準に決められた際、当時、内閣官房参与を務めていた原発推進派の東京大学大学院小佐古敏荘教授さえ、乳幼児や小学生の基準として認めることはできないと、涙を浮かべて辞任の記者会見を行なっていました。あの時、彼の口から「自分の子どもだったら」という言葉が出ましたが、それが本当の人間のあるべき姿だと思います。

願わくば、いま日本の政治を動かしている方々も、党派を超えて、いまの福島の状況をもっとわが身のこととして捉え、「自分の子どもだったら、自分の孫だったらどうするか」という思いで、すべてのことに、真の政治家として取り組んでいただきたいと思います。そして何より、実効性のあることに私たちの税金を使ってもらいたいと思います。

子どもと妊産婦は福島から移住を

さて、そういうことですから、私が考えているのは、この除染費用の一部を使って、国策として子どもや妊産婦だけでも一定期間、汚染のない場所に移住させるべきだということです。ある一定期間はきれいな空気のところに住まわせて、安全なものを食べさせ、体内に取り込まれた放射性物質が排泄されるのを待つのです。

いま日本は少子化で公立の学校の統廃合が増えていますから、空いている校舎がたくさんあります。そこを修繕して先生を雇用する。そこへ子どもたちを学校単位で移住させれば、そのまま授業も再開できます。妊産婦の方々は、コミュニティ単位で移ればよいでしょう。

こうしたことを、なぜ国策として行なうのがよいかというと、いまは自主避難ですが、そうすると避難しない子どもが、「ぼくはどうしてできないの?」ということを親に聞くわけです。それには経済的なことや検査のことなど、いろいろな事情があるわけですが、親は、これほど切ないことはないと言っています。親は皆、自分の子どもを守りたいのです。であれば、同じ日本に生まれて同じ権利を持つのですから、原則として皆、同じようにしてあげなければいけないと思います。それを実現するためには、やはり国策として行なうのが一番なのです。

一方、提言として、できれば四〇歳以上の住民は、まちという行政体を維持するために、仕方ないけれども汚染地に住んでいただきたい。そうすれば、まちが除染されて本当にきれいになった時に、子どもや妊産婦がそのまま集団で戻ってくれば、そのまちは以前の生活共同体を取り戻すことができます。

軽度、中等度の汚染地で、放射線感受性の高い子どもや妊産婦が長期間住み続け、その地で生産された農畜産物を摂取することが、将来、どのような形で健康に悪影響を及ぼすかは容易に想像できません。しかし、汚染のないところでしばらくの期間生活していれば、体内からセシウムなどが排出されて内部被曝の影響を軽くすることができます。費用対効果の面から考えても、除染よりも集団移住のほうが費用はかかりませんし、良い効果が望めると思います。

ベラルーシの保養施設と松本市の「こどもキャンプ」

長期間の移住が駄目なら、せめて一か月。これはベラルーシでも行なわれていることですが、汚染された地域に住む子どもと、非汚染地に住んでいても汚染地域にある学校に通わなければならない子どもは、そのエリアの汚染程度によって毎年一回または二回、一回につき二四日間、国費で保養に出かけることができます。

保養所は、国内の非汚染エリア内に五〇か所以上つくられており、「サナトリウム・リゾート治療および静養」と呼ばれる施設と、「子どものリハビリテーションおよび静養センター（ＣＲＲＣ）」という専門化されたリゾート機関の二つのタイプがあります。どちらへ行くかは症状の程度や利用の仕方によって決められていて、例えば、先生の引率により学校単位で行く場合は「サナトリウム・リゾート治療および静養」へ、就学前の子どもや病気の子どもが親と一緒に行く場合はＣＲＲＣへ、それぞれ送られるようになっています。

これらの施設では、放射線被曝の影響を受けた子どもの健康維持および、それを十分なレベルに保つための多彩な治療やサポートが行なわれており、診断用の新しい医療検査機器や物理療法用のお風呂の他、電子療法・光療法・熱療法・空気療法・植物療法・レーザー療法・マッサージなどを行なうための設備や回転シャワー、水中マッサージシャワーなどが完備されています。そして滞在中は原則として非投薬治療法が用いられ、薬用ハーブ・酸素カクテル・ミネラルをミックスしたハーブ茶が出されます。

また、プログラムの内容もさまざまで、治療と静養だけでなく各種専門療法、社会的・心理的リハビリテーションおよび娯楽に加え、独自のカリキュラムによる授業も行なわれています。さらに、心のケアも怠《おこた》らず、家族と遠く離れて生活する子どもが適応しやすい環境をつくりながら、想像力の発達や自己形成、自己啓発を促し、健康的な生活スタイルを習慣づけさせることも行なっています。つまり、体にいいと言われることは、ほとんど何でもできるような設備とプログラムが、これらの保養施設では用意されているのです。そしてまた、国内の保養よりも長い期間、他国の支援により海外で静養する子どももいます。

たとえ一か月弱の短期間でも、毎年こうした保養を繰り返すことによって、体にも心にも回復の兆しが見られるということです。

ここまで大がかりなことを、私たちのような小さな基礎自治体ではできませんが、少しでも保養になればと、松本市も原発事故があった二〇一一年の夏以来、夏休みと冬休みに飯舘村の小中学生を招き、四泊五日の「信州まつもとこどもキャンプ」を開催しています。

参加費は無料で、松本市のバスで送迎し、地元の子どもたちと一緒に、夏は芋掘りや川で魚のつかみ取りをしたり、冬は市内散策やスキーをしたりしています。お世話してくださるボランティアの方々も毎年たくさん集まってくれています。飯舘村の子どもたちは、普段はあまり過ごせない自然環境で大いにストレスを発散し、思い切り楽しんでくれているようです。

「これを松本でやります」と先陣をきったことで、この取り組みはどんどんと広がって、いまでは全国のあちこちで行なわれているようです。

チェルノブイリのように、数年以上経って深刻な健康被害が出てからでは遅すぎます。ベラルーシほどの施設はつくらなくても、工夫しさえすれば、それほど時間と費用をかけずともできることではないでしょうか。福島の子どもたちが、ベラルーシの汚染地の子どもたちのように健康が損なわれないよう、政府が早く何らかの手を打ってくれることを願っています。

2　被災者の苦しみは数字では表せない

善意だけでは続かない

　松本市はまた、原発事故後、市のホームページなどに告知を出して、被災地から自主避難してくる方々を受け入れてきました。空いていた市営住宅、教員住宅などに優先して入居していただき、二年間は家賃を無料としました。この二年の間に仕事をどうするかなどを考えて、一時的な避難か、定住する方向かを決めていただきたいと考えてのことです。

　しかし二年経ってみると、事故後の処理はほとんど何も進んでいません。途中、民主党から自民党への政権交代はありましたが、復興庁と福島県は「復興の加速化」を旗印に相変わらず除染に傾注しており、霞が関の政府は、除染のことよりも、原発を今後どうするかという問題のほうに力が向いているように見受けられます。国民が苦しんでいるところに目が向いておらず、不安の声も聞こえていないかのようです。

そんな状況ですから、避難されている方々は、なかなか先の見通しが立てられない状態です。そのため私は市議会と相談したうえで、家賃の無料期間をあと二年更新することにしました。ただし、これは松本市の税金で行なっている事業なので、永久に続けていくことには無理があります。政府に何とかしていただきたい。いまは松本市民の善意で動いていますが、善意だけでは続かないと考えています。

避難した人たちの心の不安

原発事故から四か月後の二〇一一年七月、福島から松本市に避難されている被災者にお集まりいただいて、「東日本大震災避難者の集い」を開きました。その際、多くの方々から聞かれたのが、「松本なら子どもの健康が守れると思って来ました」という声でした。とても光栄に思いました。そこで私は皆さんに、引っ越してきた人同士が手をつなぎ合えるよう「避難者の連絡会」を立ち上げていただくようにお願いしました。それ以来、定期的に集まってお互いの悩みを解消しながら、松本市の危機管理部と情報交換をしています。

当初は、家族が離れて二重生活になった苦労や、仕事が見つからない不安などが多く聞かれましたが、そのうち、福島に帰るたびに嫌な思いをするという話が出るようになってきました。ある方は時々福島に帰るそうなのですが、帰るとそこに住み続けている人から、「なによ、あなたは逃げちゃって」と言われるというのです。そして同じような言葉を、他所へ避難していて様子を見に帰った人も言われていたといいます。

その頃、私も講演に出かけた先で、似たような話を聞きました。講演の終わり頃に、福島県内の某市の女性がすっと手を挙げて言ったのです。

「(福島に)帰るともうすごいものです。とても会話なんてできませんよ」

話すに至らず怒号になるというのです。これが被災地の現実なのです。もしもこの避難が自主的なものではなくて、国策として住民全員が行なっていたものだったら、避難した方々は、こんなに嫌な思いはしなかっただろうと思うのです。

そしてやがて、放射能汚染はうつるなどといったウソの情報が流れ出すと、今度は中学二、三年生や高校生の女の子たちから、

「私たちは被曝しちゃったから、もう結婚できないね」

「子どもも産めないね」

という会話が聞こえてくるようになりました。

以前、柳田邦男さんも新聞のコラムに書いていましたが、彼の知人から聞いた話で、その知人の知り合いの息子さんが付き合っている女性が福島出身で、時折福島に里帰りをしていたそうですが、結婚するということになった時に、息子さんの両親が頑強に反対して、結局破談になってしまったというのです。こうしたことが、実際に起こっているのです。

ここで念のため付け加えておきますと、被曝の影響に男女差はほとんど見られません。ただ、バンダジェフスキー教授の研究では、がんの発症率は女性よりも男性のほうが高いというデータが得られているようです。

さて、二〇一三年が明けて、テレビにも新聞にも福島の話題があまり上らなくなっていた頃、夫を福島に残して母子二人で松本に避難してきたという方に話を伺った際、最近の福島では、特に大人の間で原発の話をするのがタブーになっている雰囲気があ

るとのことでした。そういうなかで高校生の間では、

「もう、私たちは国から棄てられちゃったんだよね」

と、友達同士で話しているというのです。

これは本当に大変なことです。若い世代がこのような意識を持っているということを、安倍晋三首相は知っているのでしょうか。

聞けば、福島県の健康診査もまだまだ体制が不十分で、迅速な検査を望んでも受けられないと言います。また、それまでの行政対応もあまりよいものとは言えないとのことでした。その一方で、地域の長は、一時的に避難しても何とか住民に戻ってきてもらいたいと言っています。でも、それは果たして本当に住民のことを心配しているのか、それとも、市町村の存続を優先しているのか――。そういったいろいろな事情をある程度判断できる中高生は、「国に棄てられた」という意識を持つのでしょう。しかも、そういった話すら家庭ではお互いに遠慮してできないと言います。子どもにとっては、それが救いようのないストレスになります。この国には、国民の命を守るという、国の最も大切な視点が抜け落ちているのではないでしょうか。

二〇一三年三月、故郷を追われて避難生活を送る住民や、汚染地域での生活を余儀なくされている住民約一七〇〇人が、国や東京電力を相手取って損害賠償請求訴訟を起こしました。これを報じた新聞記事によれば、これだけの規模の集団訴訟は過去に例がないといいます。しかも今回は、原発事故被害を救済する「原子力損害賠償紛争解決センター」を飛び越えての提訴。「対応が遅すぎる」というのがその理由だそうです。「国に棄てられた」と言う少女たちと「国を見限った」大人たち。これからこの国は、いったいどんな方向に向かおうとしているのでしょうか。

政府による心の通ったケアを

「国に棄てられた」と思わざるを得ない状況に置かれたことが、かつて原爆被爆者にもありました。そしてチェルノブイリの子どもたちにもありました。チェルノブイリの子どもたちは、「汚染地域に住んでいるから、あなたの体は汚染している」と言われていじめを受けたり、差別を受けたり、あるいはまた、自らが身を隠すようになりました。いまの状況を見ていると、残念ですが、福島でもそういうことが起こる可能性は否定できません。早いうちにメンタルケアを行なう必要があります。「大丈夫だよ、心配しなくてもいいよ」と語りかけるような姿勢を、政府が自ら示すことが強く求められているのではないでしょうか。復興予算に記された事業の一覧を見ると、心のケアが含まれているものの、その具体策はスクールカウンセラーの派遣と、明らかな精神疾患を発症した人への支援にとどまっています。いま、震災や原発事故で心が病んでいる人たちに必要なのは、そのようなケアではないはずです。

二〇一二年六月、「原発事故子ども・被災者支援法」が国会で成立しました。その条文には、支援対象者を避難区域の住民からより多くの被災者に広げること、他の地域へ避難する人も帰還する人も、移動や生活に必要な支援が受けられること、放射性核種別に汚染図をつくり随時公表すること、そして、子どもの被曝量を減らすための保養に関することなども謳われており、被災者とすれば、それこそ「やっとか」と思えるような、期待に胸が膨らむような法律が制定されたのです。

しかし蓋を開けて見れば、二〇一三年三月に政府から提示された具体策は、この法律の精神をまったく理解していないとしか言いようのないものでした。なぜなら、その具体策のほとんどが、復興予算に掲げられた事業内容をほぼ写し替えただけのようなものだったからです。理解をしていないのではなくて、するべき検討をしていない——と、このような見方をされても仕方のない内容ではないでしょうか。

法律が成立してから九か月も待たされた末、このような形で裏切られたのです。被災者の方々の失望感はどれほどのものだったでしょうか。

ただでさえ、心のケアが必要とされているのです。どうか、国民一人ひとりの気持ちに寄り添うような、心の通った政治をしていただくようお願いいたします。そのために必要なことは、被災地の人々に対し、本当に意味のある有効な支援を、より具体的な形で積み重ねていくことではないでしょうか。これは私自身がチェルノブイリ被災地で学んだことでもあります。

なお本書の中で、私はさまざまなことを書き連ねてきましたが、これはただ単に国を批判することでは決してなく、現下の政府の対応を、より被災された人々の切なる願いや要望に沿ったものにしていくことこそが、国民が国家への信頼と期待を寄せることにつながるものと望んでやまないからであることを書き添えておきます。

3　脱原発の潮流

求められる再生可能エネルギーの開発

いま、原発大国あるいは原発推進国と称されている米国、フランス、中国などでは、いずれ原発依存政策から脱却するための代替エネルギーに関するさまざまな研究に、国を挙げて取り組んでいるとの報告もあります。これはどの国も、ごく近い将来にやって来るであろう脱原発の潮流を、十分に想定しているからではないでしょうか。

一方で、このような国際的な流れを読めていないのか、わが国ではいまも原発を稼働させることばかりを考えているようで、新たなエネルギー政策への取り組みは遅々として進んでいません。

もし原発が安全性を十分確保し、決して重大な事故を起こさないとするならば、これはまさに、環境保全としての低炭素社会の維持に大きく貢献する極上の発電施設です。しかしひとたび事故が発生すれば、それに伴って生じる放射線災害が招く負の影響は、人類を含めた生物に対してのみならず、豊かな自然環境や社会・経済領域等々において、計り知れない危機的状況をもたらします。幸か不幸か、私はその現実をチェルノブイリ被災地で見ていますので、日本に帰国した二〇〇一年、すなわち福島第一原発事故が起こる一〇年前から、次の三つのことを提言してきました。

①もうこれ以上、新たな原発は建設しないでほしい。同時に現在稼働中の原発の安全性に万全を尽くしていただきたい。

②原発一基を建設するだけでも多額の国庫補助を要し、その他にも多岐にわたる負担を含め莫大な経費を必要とする。その財源を、代替エネルギーの可及的速やかな開発に向けてシフトしてほしい。

③いまの生活様式を見直す必要がある。例えば電気の使い方など、より一層工夫し節電等に努めるべきである。

この私の声が、一〇年間言い続けたにもかかわらず、政府の耳に届かなかったことは誠に残念でなりません。しかし、3・11の大惨事を経験してもまだ懲《こ》りないと見える日本政府の現状を見れば、これは決してあってはならないことですが、第二、第三の原発事故が起こる可能性も否定できません。そうならないためにも、私は自分のできることとして、この提言を、これからますます声を大きくしていかなければならないと思っています。

原発問題に対して今後日本がどのように対応していくのか、国際社会からも問われています。産業界において原子力エネルギーの必要性が声高《こわだか》に叫ばれているようですが、いまや再生可能エネルギーへと転換していくことが強く求められているのではないでしょうか。わが国にはすぐれた開発能力や技術力があるので、その求めに応じることは十分可能だと思われます。

一般に「変革」を実現する場合には、それを求める側にも痛みを伴い、状況によってはかなりの我慢を強いられることもあります。ましてや国家の方針を変更する場合には、国民にとっても相当の覚悟を要するかと思います。しかし、二〇一三年四月現在、原発は二基しか動いていません。このところは、まだ日によって暖房が必要なこともありますが、特に大きな問題などは生じていません。前年の夏も非常に暑い日が続いていましたが、電気が足りないなどと騒がれるようなことはありませんでした。やろうと思えば、原発がなくても生活できるということです。

それでもまだ、原子力エネルギーが不可欠か否かの明白な根拠を提示できないならば、一度思い切ってすべての原発の稼働を停止してみたらいかがでしょう。それこそ、国民各々が自らの生き方を決定すべき絶好の機会になると思います。

安倍現政権は、原発推進の方向に舵《かじ》を切っているようですが、私は全国各地から原発に対する心配のお電話をいただきます。原発そのものに対して大方の日本人がやめたほうがよいと考えているのであれば、その意思を尊重すべきではないでしょうか。繰り返しますが、日本人のすぐれた開発能力や高い技術力があれば、代替エネルギーを見つけることはそう難しくないはずです。除染や原発よりも、むしろそういった技術開発にお金をかけたほうがよいのではないでしょうか。

国家の使命とは、国民の命を守り、国を守ることです。確かに産業・経済も大事かもしれませんが、国民の命があってこそ、その上に産業・経済があり、金融があり、国際的な立場があるのです。

命を優先する国づくりへのシフト

私は松本市長になるまでは医師でしたので、二〇〇四年、市長になった時はまったくの行政の素人《しろうと》でした。それでも市長になったからには、よいまちづくりをしたいと思い、どういうまちにしようかと真剣に考えました。

私がもともと自分のなかに持っていたのは「量から質へ転換する時代」という理念です。すなわち、これからの時代は、ただ長生きすればよいのではなく、長生きする内容が問われてくるということです。ただぼんやりと成り行き任せで生きるのではなく、一日一日を大切に生きる。つまり、命を大切にして生きる――。

そんな生き方が一人ひとりできるようなまちづくりをしようと決めました。それも、〝あせらず、気負わず、地道に、そして自分のできる範囲で〟。

したがって二〇年、三〇年先を見据えたまちづくりが、私の市長としての基本方針です。もっとも、遠い先を見据えて何かをするというのは、私の本質的な生き方でもあります。実際ベラルーシにいた頃は、同僚の若い医師のなかには私のことを、「ミスター・フューチャー」と呼ぶ人もいました。

さて、私はチェルノブイリ被災地を見た経験上、「命を大切にするまちづくり」を掲げました。そして一期目は「3K施策」として、「健康づくり」、「危機管理」、「子育て支援」（頭文字にKがつく）に重点的に取り組むことにしたのです。この「3K」のキーワードに共通しているのが「命」です。そこで私は「命」の政策をさらに充実強化すべく、二期目の公約として「健康寿命延伸都市・松本」の創造をめざし、市民とともに着実に歩を進め、三期目に至っているところです。

東日本大震災と福島第一原発事故が発生した後、皆さんが言われたのは「命」と「絆」の大切さです。原発について、今後どうしようかと話し合う際に、必ずと言っていいほどぶつかるのが、「産業・経済を優先するか」、「命を優先するか」という議論ですが、そもそも議論などしなくても、すでに皆さんと私の答えは出ているのです。

特に日本の未来を担う子どもたちは、国レベルで守っていかなくてはなりません。いま、日本が選択すべき道は、「命」を優先して歩んでいくことではないでしょうか。

おわりに

一九九九年四月二一日、ベラルーシで医療支援活動に身を投じていた私のもとに、ある名古屋市の中学二年生から次のような手紙が届きました。

「社会の授業でチェルノブイリのことを聞いて、少しだけですが関心を持ちました。同時に私は幸せなところで生まれたんだと感謝の気持ちでいっぱいです。でも、なぜ同じ人間なのにこんなに違ってしまったのですか」

チェルノブイリ原発事故から一三年が経とうという時でした。日本に住む一四歳の子どもならば、それを、はるか昔の遠い異国の出来事と感じて当然のことでしょう。そしてまた何より、「日本ではこんな事故は絶対に起こらない」――と、子どもだけでなく大人をも信じさせるような空気が、当時の日本社会には流れていたと思います。

というのも、私はベラルーシに滞在し始めてから一時帰国をする度に、あちこちから講演依頼や取材を受けるようになり、「日本でも原子力（放射線）災害が発生することは十分あり得ます」、「事故の影響がなおも続き、いつ終息するのかまったく先が見えないチェルノブイリの現状から、もっと多くの教訓を学ばなければいけません」ということを繰り返し強調していましたが、ふんふんと頷《うなず》きながらも被災地の人々に同情するばかりで、他人事として聞く方のほうが多いように感じていたからです。

しかし、この手紙を受け取ったほんの五か月後に、茨城県東海村のウラン燃料加工施設で臨界事故が発生してしまいました。一九九九年九月三〇日のことでした。

原子力災害が現実に起きたことで人々の意識は変わりました。テレビや新聞でも、日々、原子力の安全性が問われるようになり、私はこれが日本人特有の一過性の現象でないことを願いました。しかしその願いも空《むな》しく〝原発安全神話〟が息を吹き返し、最も恐れていた大規模な原子力災害が福島で発生してしまった――。

私はかねてより日本を離れ、遠くの地から改めてさまざまな事件・事故に対応する日本人の姿勢を俯瞰《ふかん》して、このような日本民族特有の一過性の症状に対し〝悪性反復性健忘症〟という診断名をつけていました。それで、この東海村の臨界事故を経て福島第一原発事故後に再び全国各地に招かれ、原子力災害関連の講演をさせていただいた折、真剣かつ強く申し上げたのは、「今回だけは、ぜひこの病態から脱却してください」ということでした。ところがどうでしょうか。残念ながらこの国難とも言うべき事態にもかかわらず、多くの報道機関を含め、国民は徐々にこの病気に舞い戻りつつあり、そうした状況に私はいま、大きな危機感を覚えています。そんなことで、この病名の頭に新たに〝難治性〟という言葉をつけ加え、最終的に、本書の冒頭に掲げた〝難治性悪性反復性健忘症〟と重症化させた次第です。いったい日本人は、どれだけの身に迫る危機に遭遇しないと、この病状から脱することができないのでしょうか。まさに〝懲りない日本人〟と言わざるを得ず、ただただ切なく、寂しい限りです。

また私は、政府や東京電力に対しても、事故直後よりさまざまなメディアや全国各地での講演、依頼原稿、取材などを通して、その表層的かつ安易な報道表現による原子力災害に対する危機管理対応について、終始一貫して厳しい姿勢をもって苦言を呈し続けてきました。そんな私の言動に対して、恐らく大変不快な思いをされているものと推測しています。しかしながら、多分私の知る限り、ベラルーシ国家の医療機関で働き、汚染地域で家庭訪問健診を行ない、被災された多くの住民の方々と直に接し、彼らの心の痛みや苦悩に触れた外国人の医療者は、私の他にはいないのではないでしょうか。それゆえにこの貴重な経験を、今回の国難とも言える福島での原子力災害に際し、有益な情報としてつぶさに語ることが私の役割ではないかと、半ば運命的な義務感を覚えつつ行動していることを、ぜひご理解いただきたいと思います。

二〇一一年七月、松本市で第二三回国連軍縮会議が開催されました。折しも三月に福島第一原発事故が発生したことにより、急遽、「原子力の平和利用」について特別議題として取り上げることになり、先のような経験があることから私のもとにも発表依頼がありました。そこで私は自らの汚染地での体験に基づき、医療者の立場から、「原子力安全と医師の視点―原子力災害における放射線被ばくの長期的課題」と題し、地球規模で原子力エネルギー政策の方向性を見直す必要性を訴えました。さらには、「私たちは産業・経済を優先するのか、命を優先するのか、いままさに岐路に立たされている」、併せて「命を大切にするような方向に向け、われわれは勇気を持って足を踏みとどめ、考え直す時が到来している」との思いも提言させていただきました。

本書でもすでに述べてきましたが、国家の真の使命は、何をおいても国民の命を守ることです。もちろん人間の考えはそれぞれ異なり、多様な観点からの主張や意見があることはやむを得ませんが、それでも改めてこの機会に、「命」と「絆」の大切さを思い起こし、〝生きる〟ことの意味を自らに問いかけてみてはいかがでしょうか。

最後に、出版に際し細部にわたり終始適切かつ熱くご指示、ご助言賜った幻冬舎ルネッサンス編集局の峯晴子氏、ならびにペリカンの佐藤由美氏に心から感謝とお礼を申し上げます。

菅谷　昭

二〇一三年五月一三日

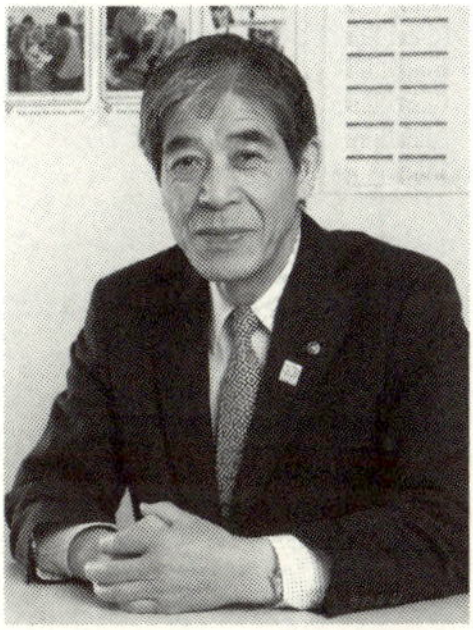

©菅野勝男

著者紹介

菅谷 昭 （すげのや あきら）

1943年、長野県千曲市生まれ。1968年、信州大学医学部卒業後、聖路加国際病院にて外科研修。1971年、信州大学医学部第2外科学教室入局。1976年、甲状腺疾患の基礎研究のためトロント大学（カナダ）に留学。1995年12月、信州大学医学部第2外科助教授を退官し、チェルノブイリ原発事故の医療支援活動のためベラルーシ共和国に渡る。首都ミンスクの国立甲状腺がんセンターや高度汚染地ゴメリの州立がんセンター等で小児甲状腺がんの外科治療を中心に、医療支援活動を行なった。2001年、5年半に及ぶ長期滞在を終え帰国。長野県衛生部長を経て2004年から長野県松本市長に就任。

幻冬舎ルネッサンス新書 071

原発《げんぱつ》事《じ》故《こ》と甲状腺《こうじょうせん》がん

2013年5月30日　第1刷発行

著　者　菅谷 昭
発行者　新実 修

発行所　株式会社 幻冬舎ルネッサンス
〒151-0051　東京都渋谷区千駄ヶ谷4-9-7
電話 03-5411-6710
http://www.gentosha-r.com

ブックデザイン　田島照久
印刷・製本所　中央精版印刷株式会社

ISBN978-4-7790-6076-2 C0295